妊娠したいすべての人へ

妊カツ！

Nin-Katsu!

［著］あらいきよこ
［監修］原 利夫（はらメディカルクリニック院長）

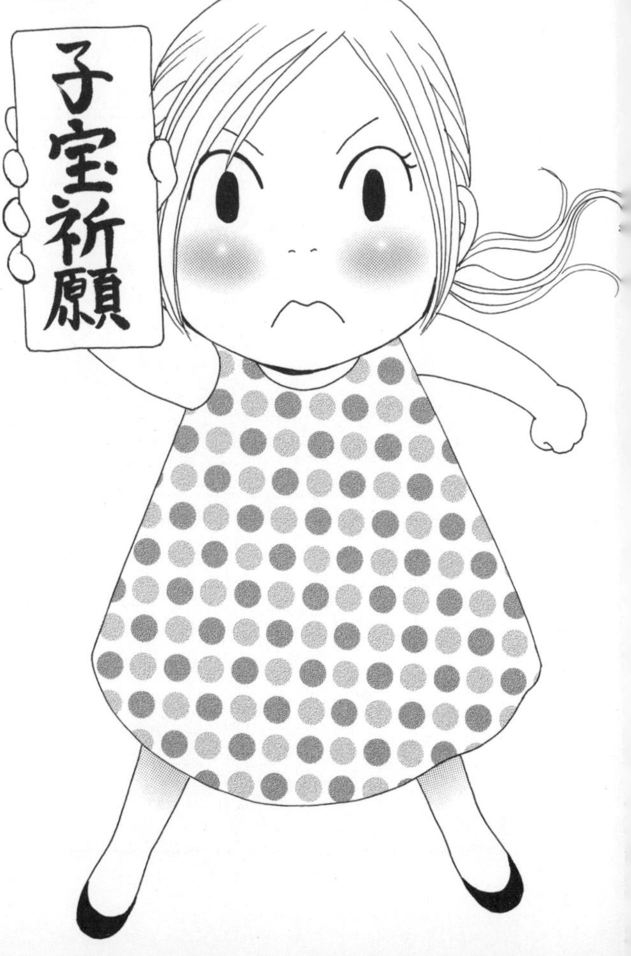

小学館

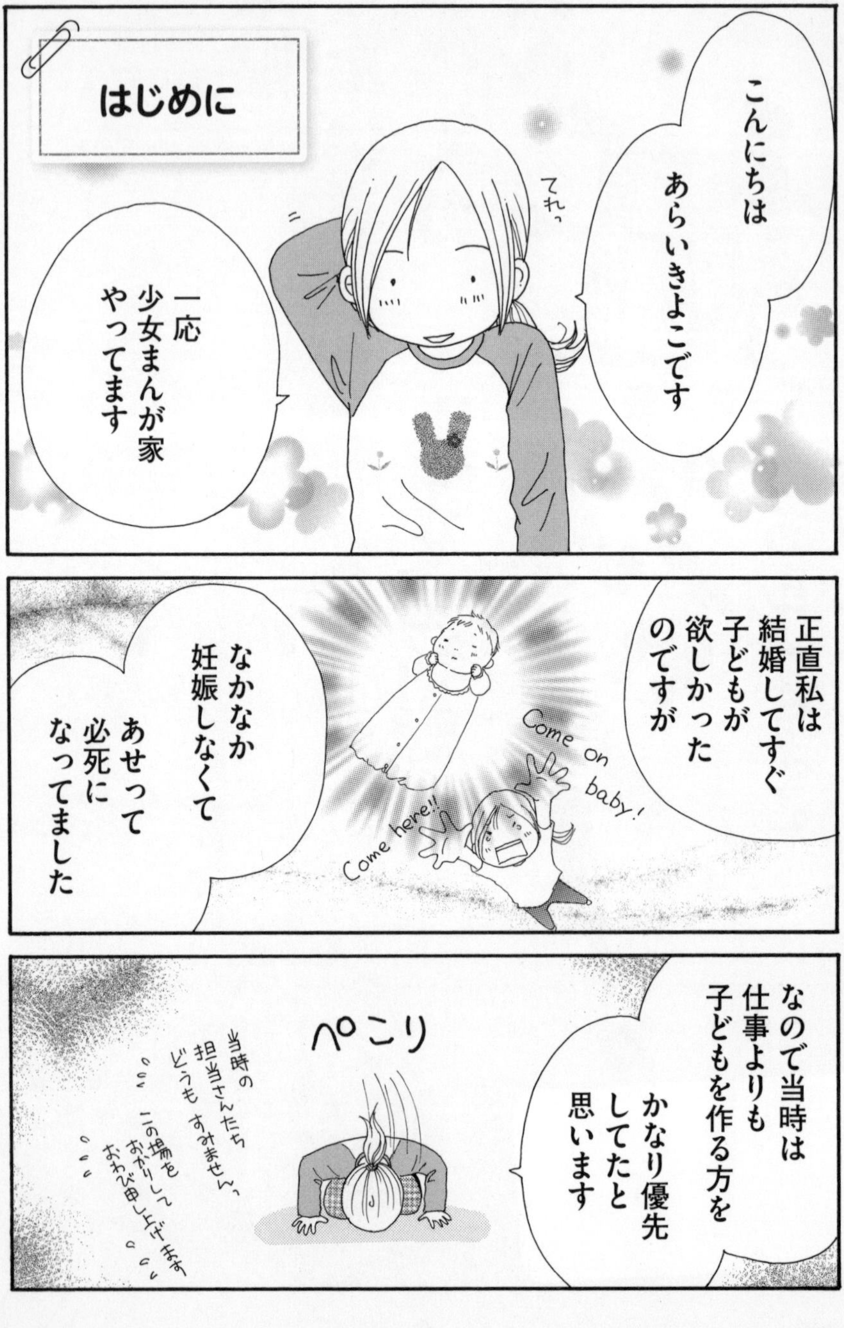
はじめに
こんにちは
あらいきよこです
てれっ
一応
少女まんが家
やってます
正直私は
結婚してすぐ
子どもが
欲しかった
のですが
Come on baby!
Come here!!
なかなか
妊娠しなくて
あせって
必死に
なってました
なので当時は
仕事よりも
子どもを作る方を
かなり優先
してたと
思います
ぺこり
当時の
担当さんたち
どうも すみません、
この場を
おかりして
おわび申し上げます

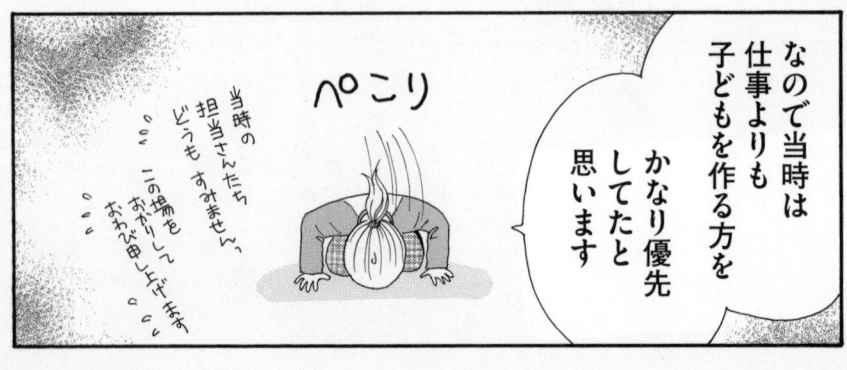

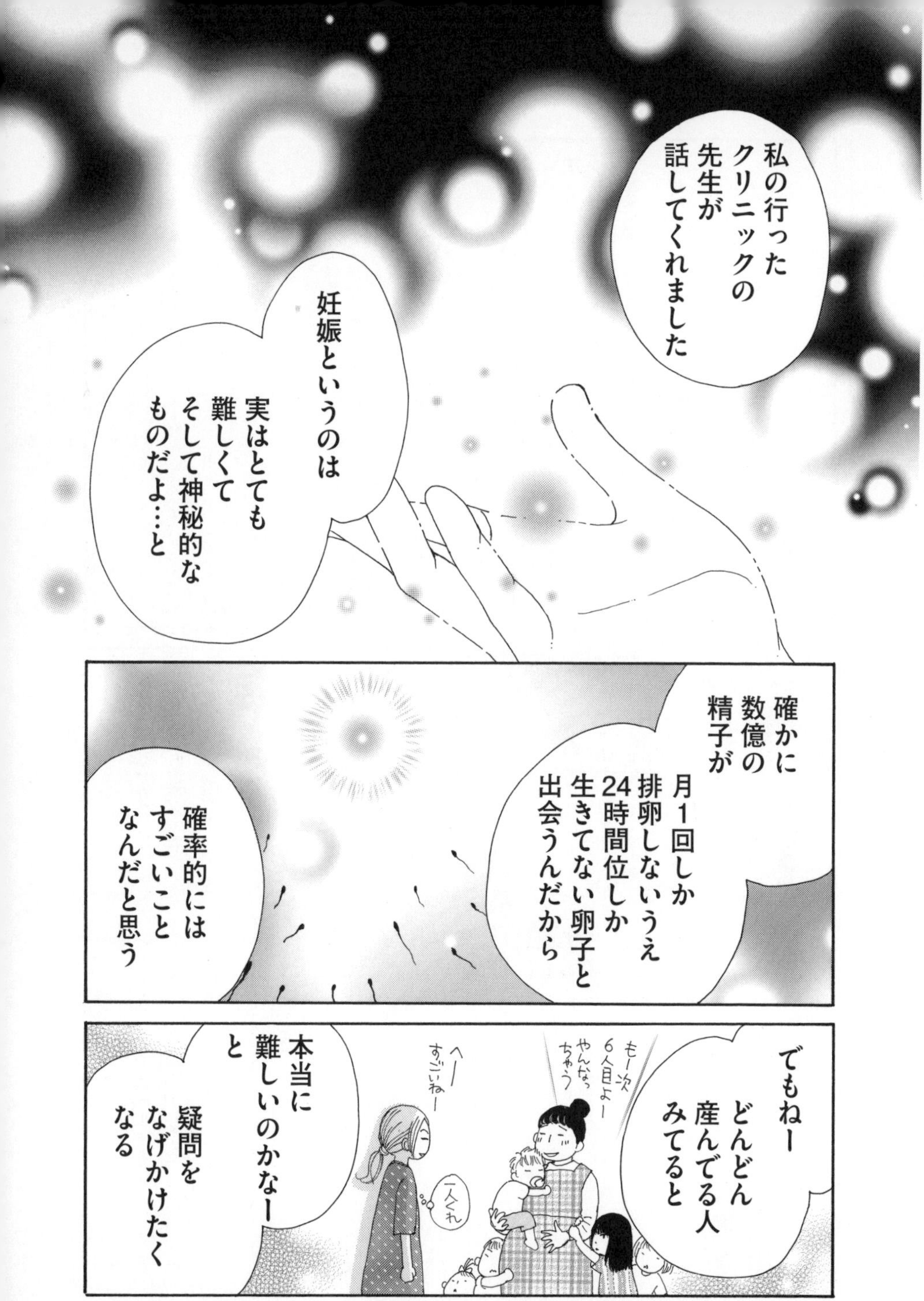
私の行ったクリニックの先生が話してくれました
妊娠というのは
実はとても難しくてそして神秘的なものだよ…と
確かに数億の精子が
月1回しか排卵しないうえ24時間位しか生きてない卵子と出会うんだから
確率的にはすごいことなんだと思う
でもねー
どんどん産んでる人みてると
もー次6人目よーやんなっちゃう
へーすごいねー
一人くれ
本当に難しいのかなーと
疑問をなげかけたくなる

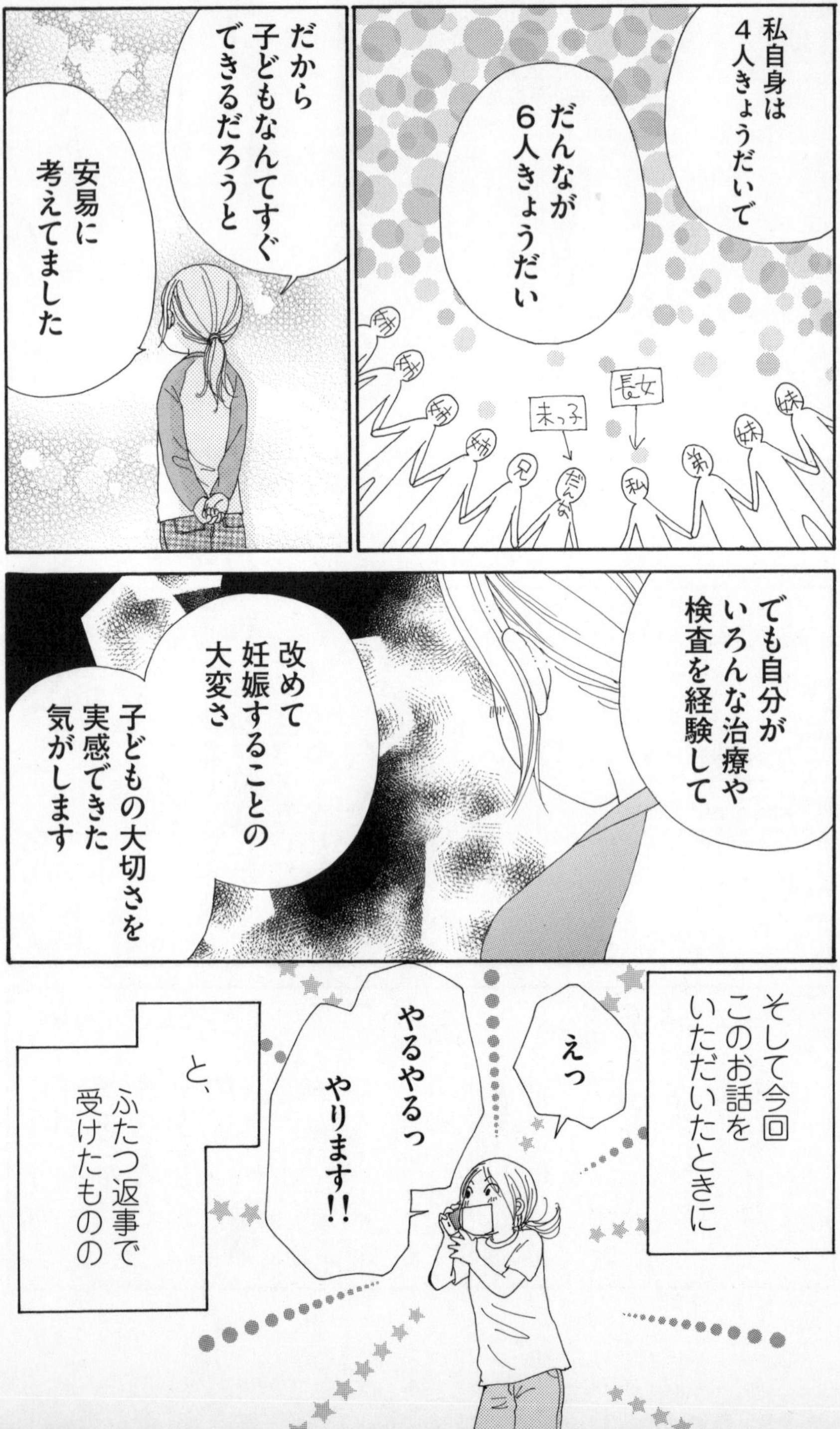
私自身は4人きょうだいで
だんなが6人きょうだい
長女
末っ子
妹
妹
弟
私
だんな
兄
姉
だから子どもなんてすぐできるだろうと
安易に考えてました
でも自分がいろんな治療や検査を経験して
改めて妊娠することの大変さ
子どもの大切さを実感できた気がします
そして今回このお話をいただいたときに
えっ
やるやるっ やります!!
と、
ふたつ返事で受けたものの

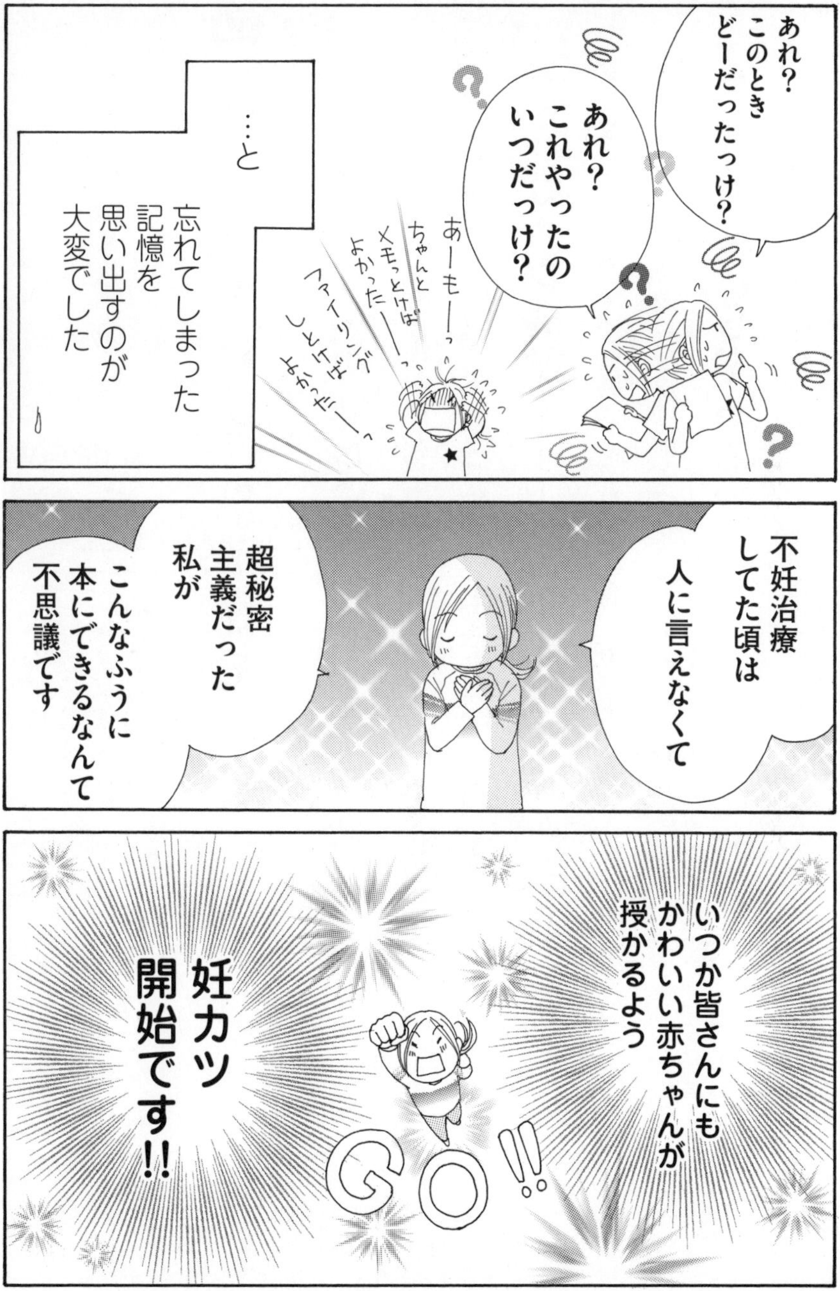
あれ？このときどーだったっけ？
あれ？これやったのいつだっけ？
あーもー！
ちゃんとメモっとけばよかったーー！
ファイリングしとけばよかったーー！
…と
忘れてしまった記憶を思い出すのが大変でした
不妊治療してた頃は人に言えなくて
超秘密主義だった私が
こんなふうに本にできるなんて不思議です
いつか皆さんにもかわいい赤ちゃんが授かるよう
GO!!
妊カツ開始です!!

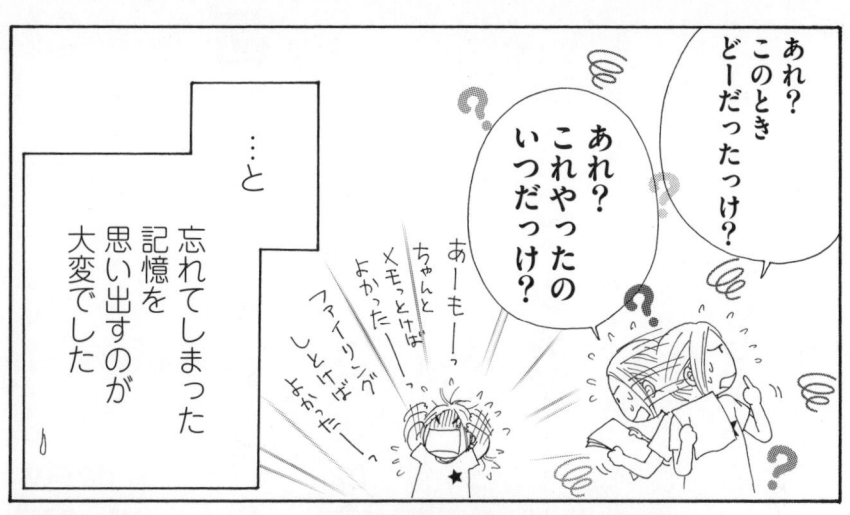

目次

初級編 ～妊活の基礎～

中級編 ～不妊治療～

上級編 〜高度不妊治療〜

初級編

～妊活の基礎～

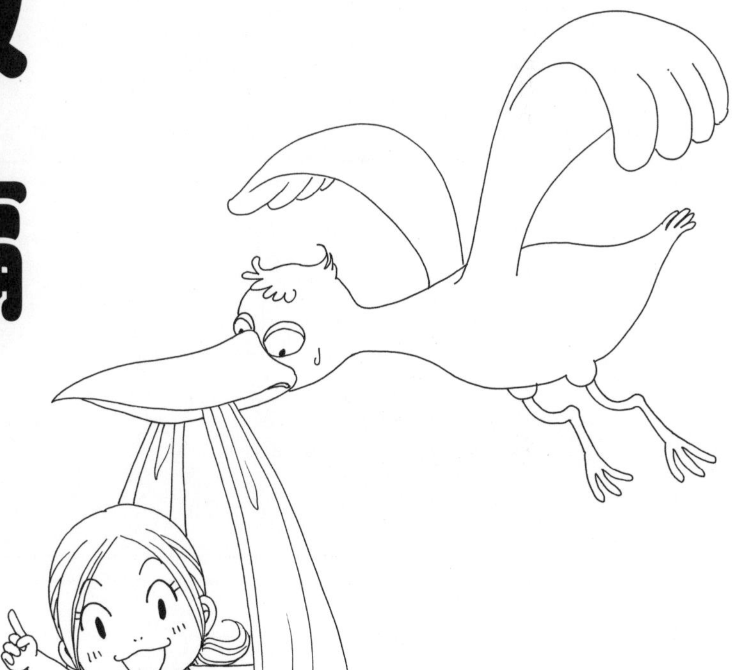

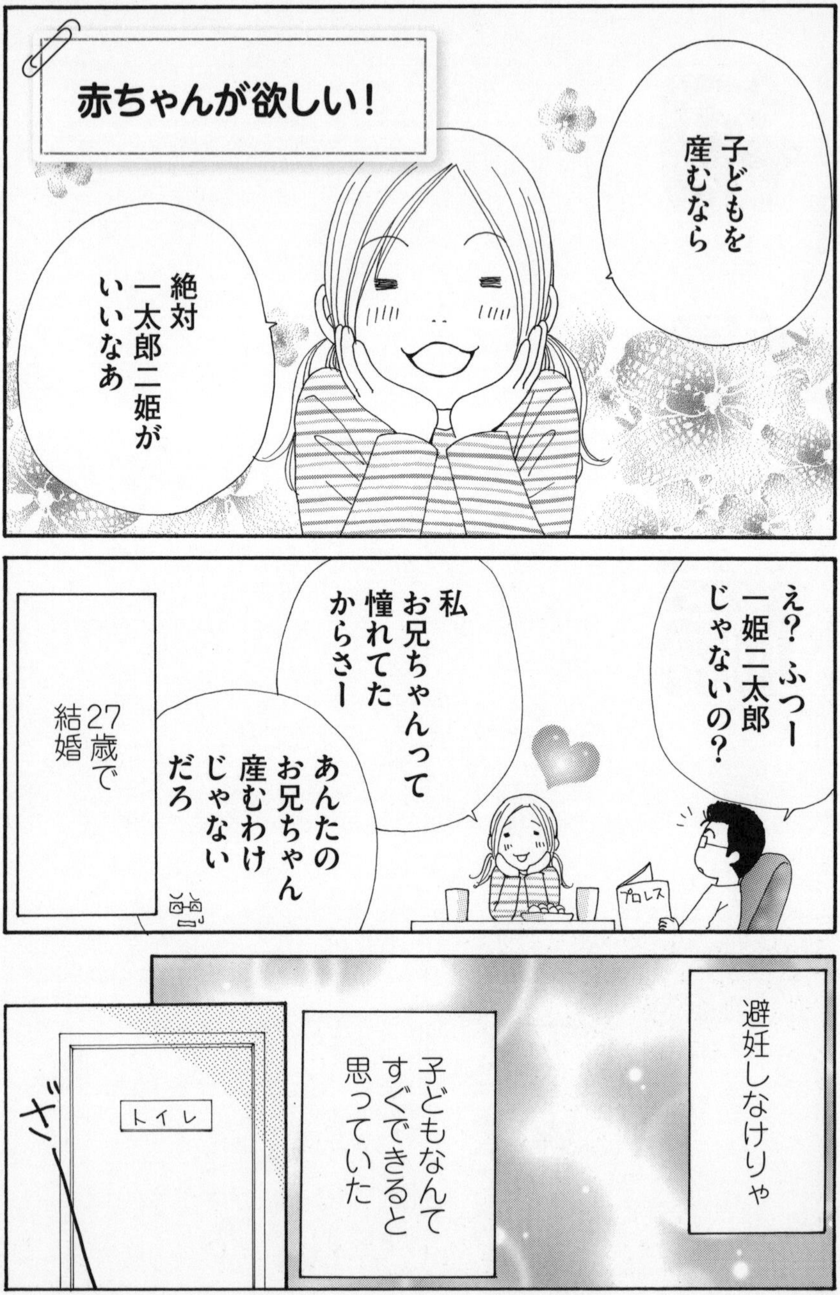
赤ちゃんが欲しい！
子どもを産むなら
絶対一太郎二姫がいいなあ
え？ふつー一姫二太郎じゃないの？
私お兄ちゃんって憧れてたからさー
あんたのお兄ちゃん産むわけじゃないだろ
27歳で結婚
プロレス
避妊しなけりゃ
子どもなんてすぐできると思っていた
トイレ
ザ

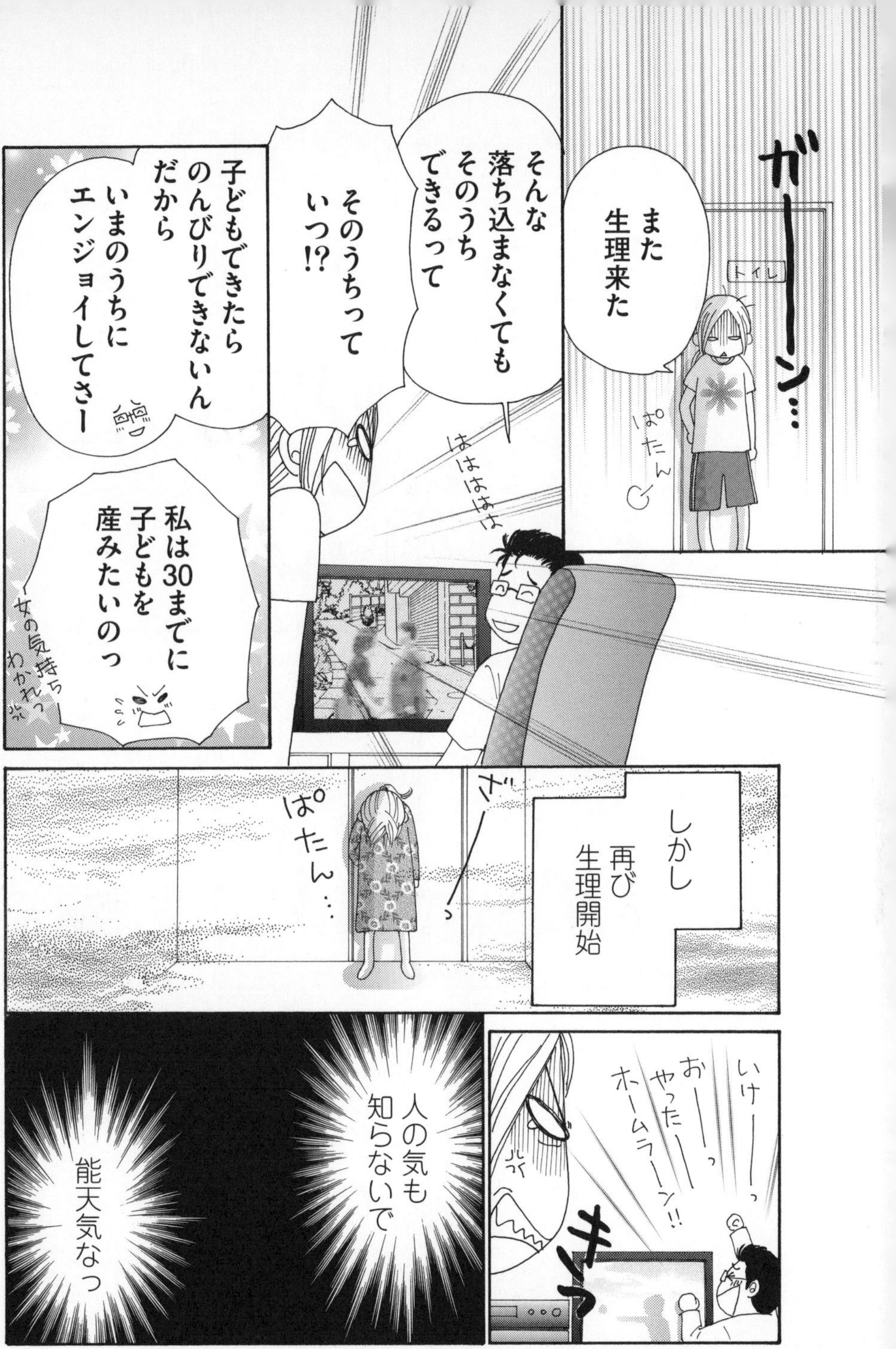
ガーーン…
トイレ
また生理来た
ぱたん
そんな落ち込まなくてもそのうちできるって
ははははは
そのうちっていつ!?
子どもできたらのんびりできないいんだから
いまのうちにエンジョイしてさー
私は30までに子どもを産みたいのっ
女の気持ちわかれっ
しかし再び生理開始
ザー
ぱたん…
いけーーっ
やったーー
ホームラーン!!
きー
人の気も知らないで
能天気なっ

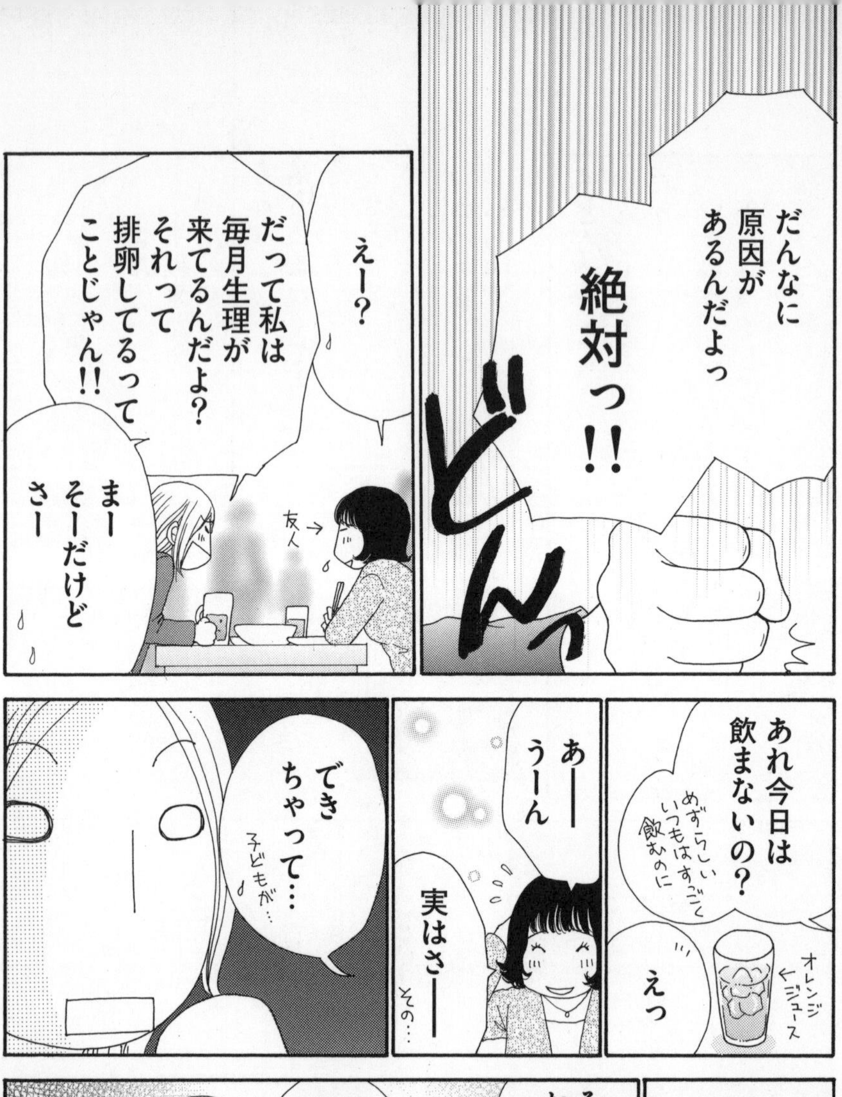
だんなに
原因が
あるんだよっ
絶対っ!!
どんっ
えー?
だって私は
毎月生理が
来てるんだよ?
それって
排卵してるって
ことじゃん!!
友人→
まー
そーだけど
さー
あれ今日は
飲まないの?
めずらしい
いつもはすごく
飲むのに
オレンジジュース
えっ
あー
うーん
実はさーー
その…
できちゃって…
子どもが…
しばらく頭が
まっ白になった
そっ…そーなんだ
お…おめでと…
予定日
いつー?
来年
5月
へー
あらいちゃんも
がんばって!!
がんばってるん
だけどね

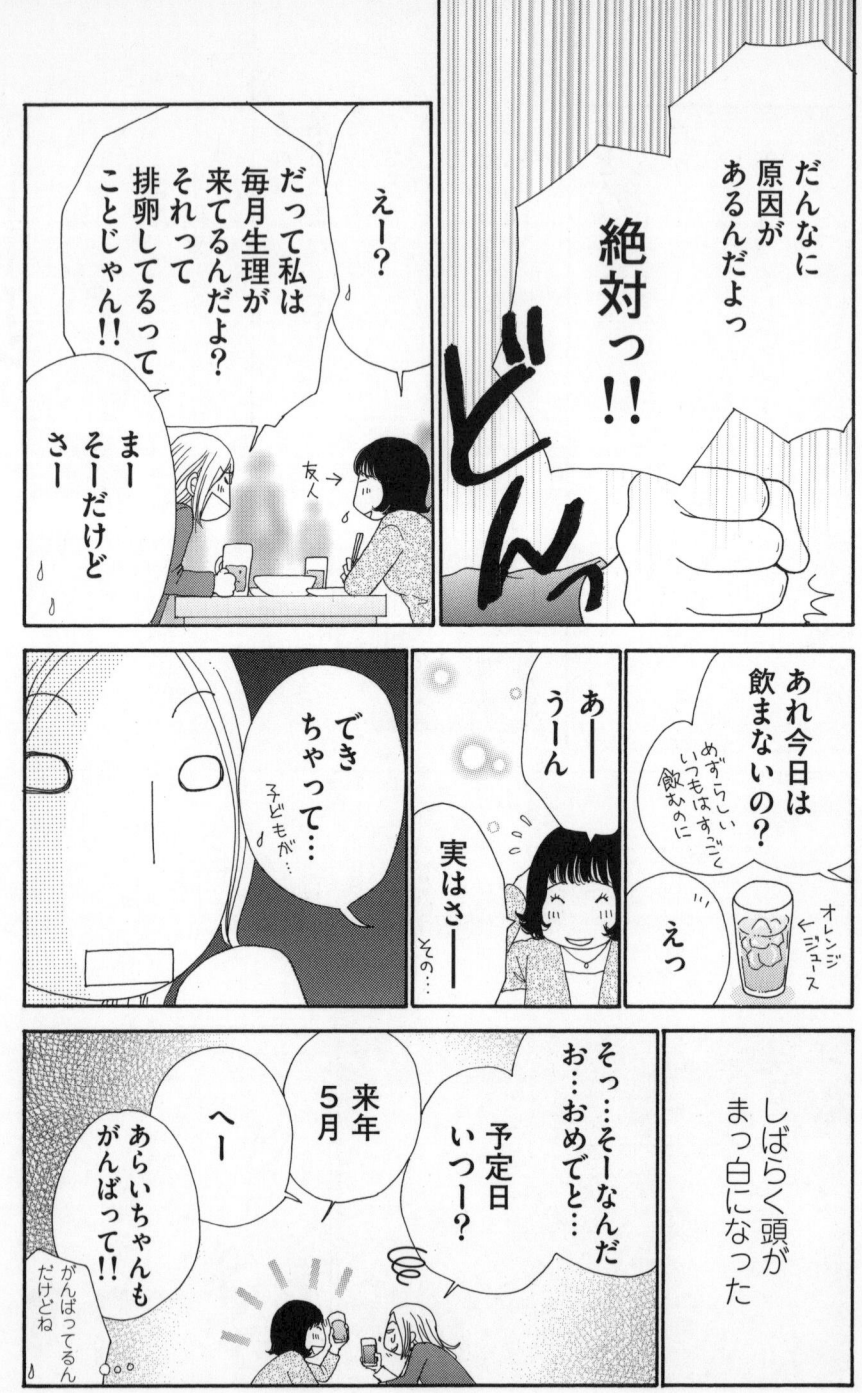

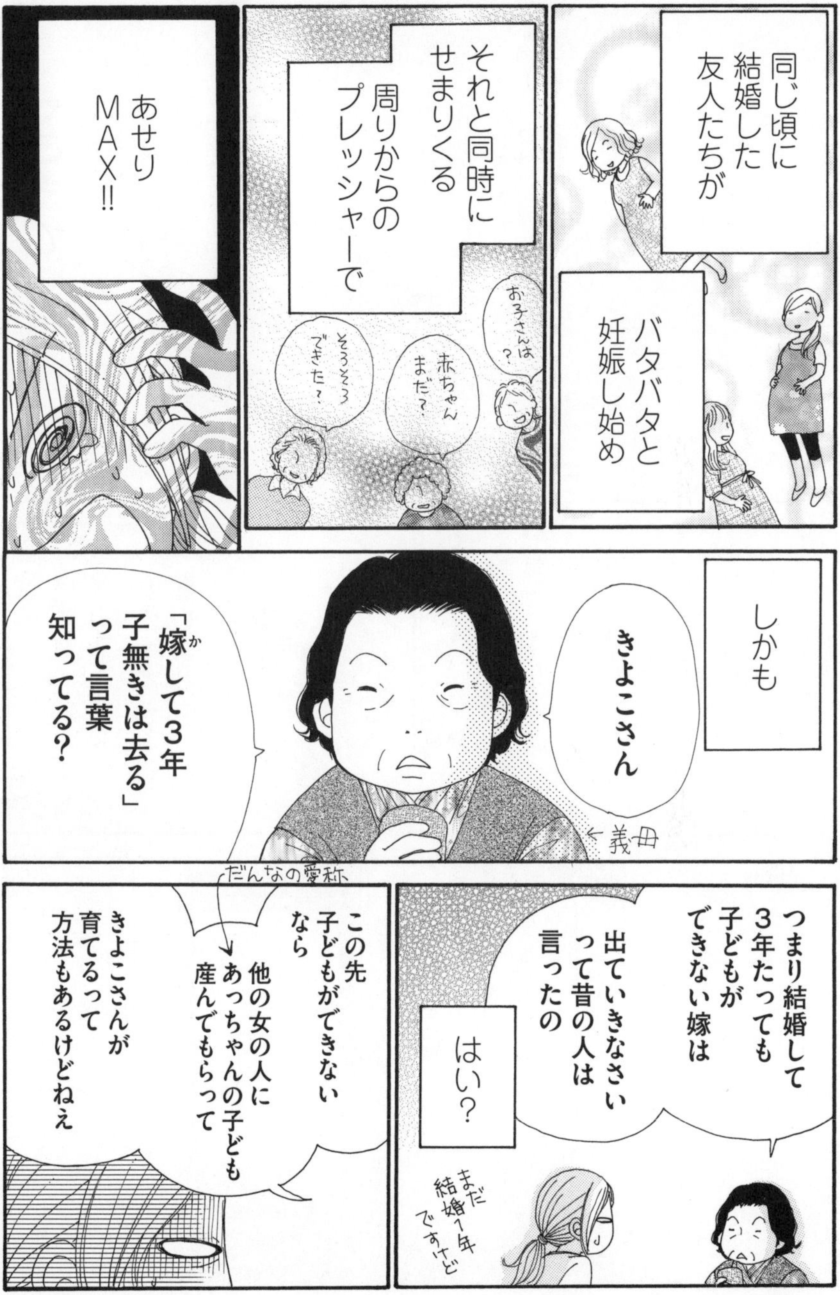
同じ頃に結婚した友人たちが
バタバタと妊娠し始め
それと同時にせまりくる周りからのプレッシャーで
お子さんは？
赤ちゃんまだ？
そろそろできた？
あせりMAX!!
しかも
きよこさん
←義母
「嫁《か》して3年子無きは去る」って言葉知ってる？
つまり結婚して3年たっても子どもができない嫁は出ていきなさいって昔の人は言ったの
はい？
まだ結婚1年ですけど
だんなの愛称
この先子どもができないなら
他の女の人にあっちゃんの子ども産んでもらって
きよこさんが育てるって方法もあるけどねぇ

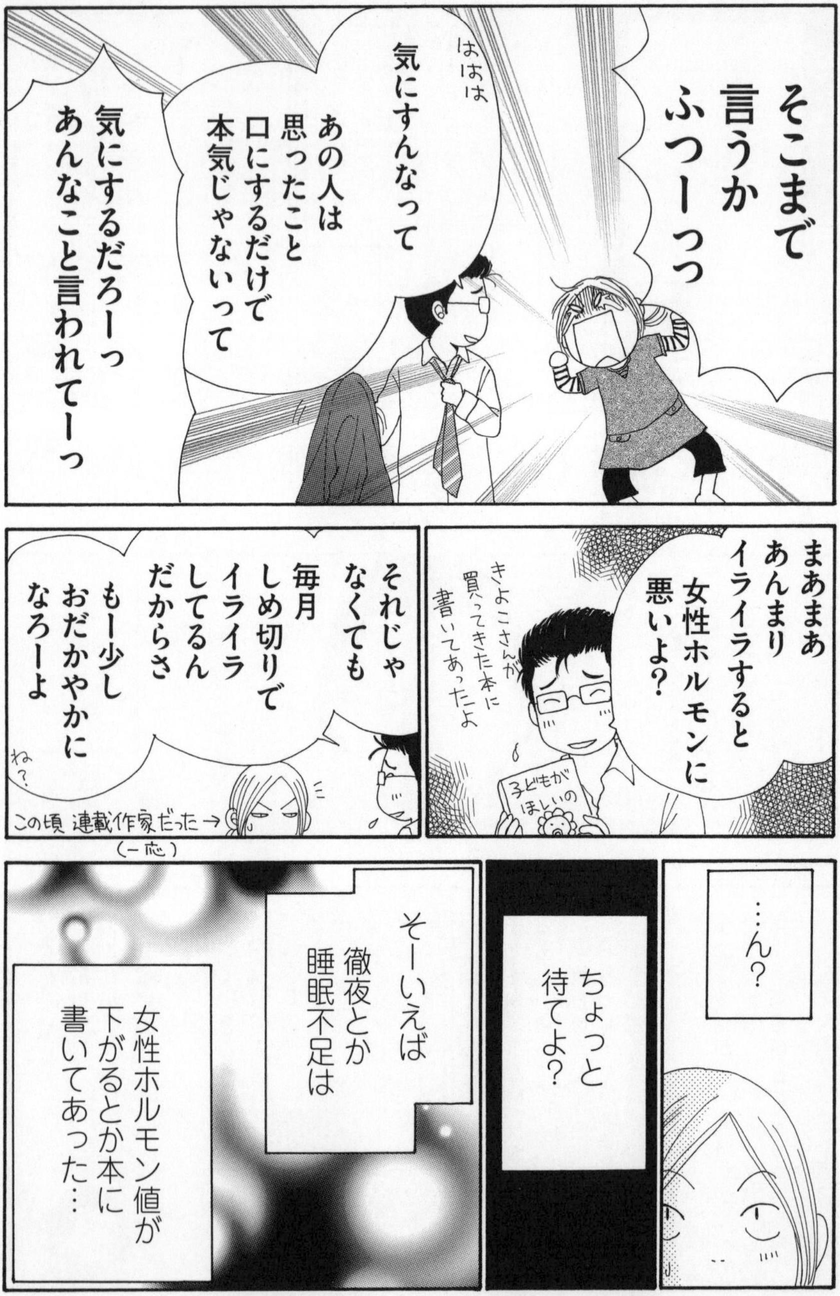
そこまで言うかふつーっっ
ははは
気にすんなって
あの人は思ったこと口にするだけで本気じゃないって
気にするだろーっ
あんなこと言われてーっ
まぁまぁあんまりイライラすると女性ホルモンに悪いよ?
きよこさんが買ってきた本に書いてあったよ
子どもがほしいの
それじゃなくても毎月しめ切りでイライラしてるんだからさ
もー少しおだかやかになろーよ
ね?
この頃 連載作家だった→
(一応)
…ん?
ちょっと待てよ?
そーいえば徹夜とか睡眠不足は
女性ホルモン値が下がるとか本に書いてあった…

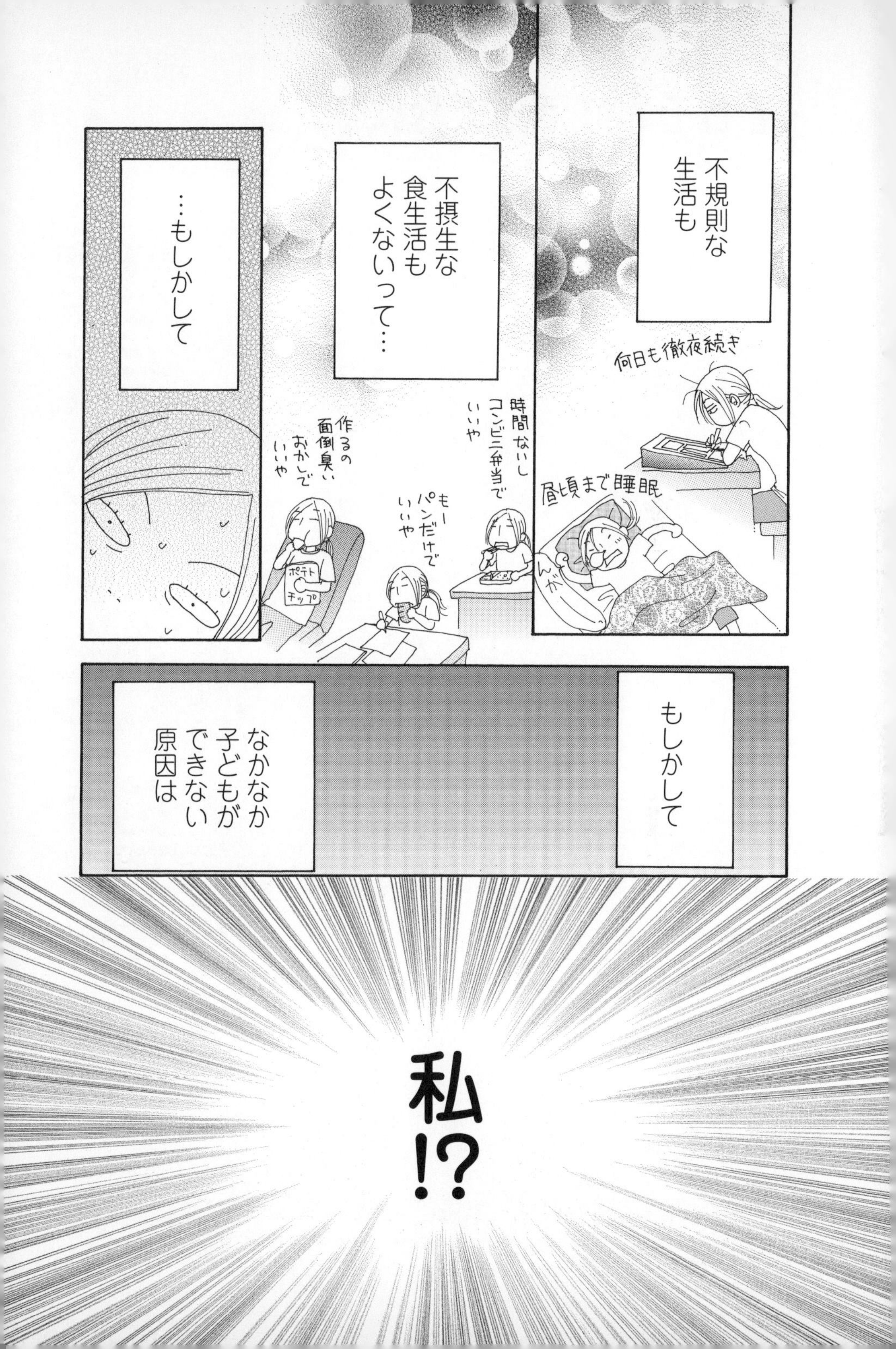

不規則な生活も
何日も徹夜続き
昼頃まで睡眠
んが
不摂生な食生活もよくないって…
時間ないしコンビニ弁当でいいや
もーパンだけでいいや
作るの面倒臭いおかしでいいや
ポテトチップ
…もしかして
もしかして
なかなか子どもができない原因は
私!?

初級編

action 1

赤ちゃんが欲しいと思ったら知っておくべき体の現実

「いつかは子どもができるはず」とのんびり構えていて、大事な時間をムダにしないためにも、子どもを望むなら、必ず知っておきたい妊娠、出産の現実があります。

そもそも妊活ってなに？

子どもは天からの授かりもの授かる準備も必要です

すっかりおなじみの言葉となった〝妊活〟。要は子どもを作るための活動を指すのですが、ひと昔前のように「子作り＝セックスする」という単純な発想では、授かりにくくなっているのが今の実情です。

大きな原因といわれるのが、晩婚化や女性の社会進出にともない、妊娠・出産がどんどん後回しになっていること。２０１１年の統計データでは、女性の平均初婚年齢は29歳、第１子を出産する平均年齢は30・１歳。30年前の第3子を出産する年齢とほぼ同じです。今や40代で第1子を産む人も珍しくありませんが、男女とも加齢によって、徐々に生殖能力はダウンするのは、変わりません。

さらに、ストレスや生活習慣などが要因となって、子どもがなかなかできにくくなっているともいわれています。事実、現在、カップルの7組に1組が不妊をかかえているというデータもあり、不妊治療を行う夫婦の数も増加しています。

自分と向き合い、体と心を整えて、妊娠する力をつけることから、妊活はスタートするのです。

平均初婚年齢と母親の平均出生時年齢の年次推移

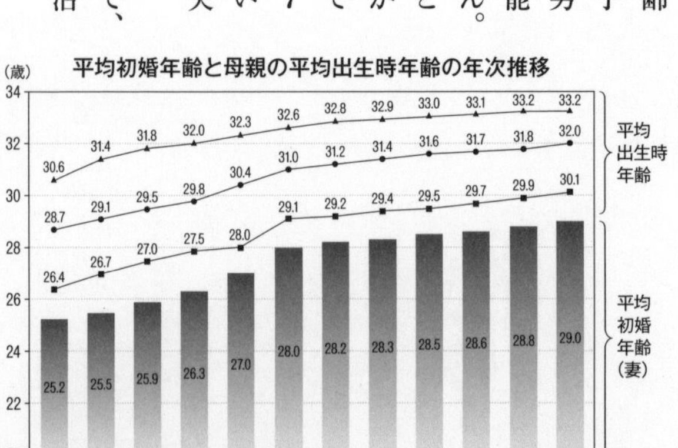

出典：2011年厚生労働省「人口動態統計」

妊活しないと妊娠できないの？

自分の妊娠力を知ることが妊活の第一歩です

デキ婚する人もいれば、結婚して何年経っても子どもができない人もいるというように、個人差があるのが、妊娠・出産です。なかなか妊娠しない場合、夫婦どちらか、または両方に何らかの原因があることも多いようです。その原因を知り、改善していくことも妊活です。

さらに、女性の加齢も不妊につながる大きなリスク。40代で出産している有名人が大きく取り上げられたり、周りにも高齢出産している人がいたりすると、「自分も健康だから大丈夫」と思い込んでしまいがちですが、妊娠力という点では、20代と比べると衰えているのが一般的です。年齢的にのんびりしていられないと思ったときが、妊活の始めどきなのです。

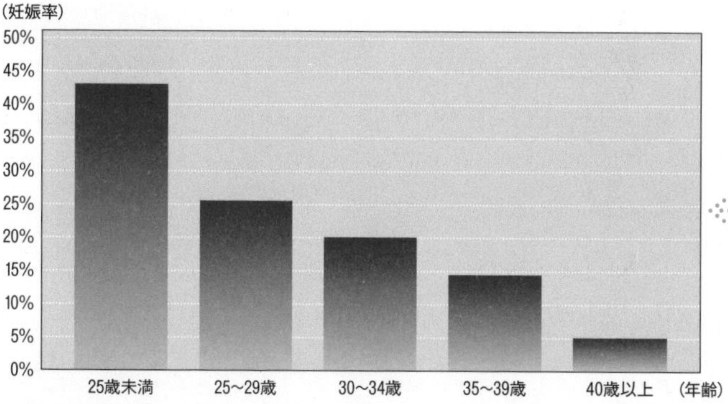

※はらメディカルクリニック調べ

女性の妊娠能力は20代前半がピーク！

25歳を過ぎると徐々に下降し、35歳以降では急激に下がります。そして、40歳以上の妊娠率はわずか５％に！

「卵子の老化」という現実

加齢で妊娠率が下がる理由の１つに、卵子の老化があります。卵子は、男性の精子のように常に新しく作られ続けているわけではなく、胎児の頃に卵子のもととなる原始卵胞ができ、卵子の数が決まります。つまり、卵子の年齢は実年齢＋１歳。そして、年齢を重ねるとともに卵子の数も減少していき、思春期には約20～30万個、閉経を迎える頃には約1000個になるのです。

卵子が歳をとると、卵巣で十分成熟しないまま排卵したり、染色体異常を起こしたりして、受精や着床を妨げ不妊を招く要因に。妊娠しても、流産や胎児の染色体異常などを引き起こす確率が高くなります。

いくら見た目が若々しくても、確実に老化し減少する卵子。その１つ１つの質をいかに上げていくかも、妊活の重要な課題なのです。

自分とパートナーの妊娠力をチェック！

体と心と生活の見直しが妊娠力を高める一歩に！

自分は産める体なの？　妊活のファーストステップは、自分の体を見つめ直すことです。ひどい生理痛などの自覚症状がある場合は、放っておかずにすぐ婦人科へ。過度なダイエットや不規則な食生活で栄養不足の体も、元気な赤ちゃんを育むのに適しているとはいえません。過剰なストレスは自律神経などに影響し、ホルモンバランスを乱します

　また、不妊の原因は男性にあることも。パートナーの体や心もチェックもしてみましょう。夫婦ともにふだんの生活から問題点を見つけ出し、改善することで、妊娠の準備が整うのです。健康な体と心でいることは、妊娠、出産にとって大事なだけでなく、子どもを育てていくうえでも必要なことです。

体をcheck

A

- □35歳を過ぎている
- □生理の周期が安定していない
- □生理の期間が極端に長い、または短い（通常は5日間ほど）
- □毎回、動けないほど生理痛がひどい
- □月経血が多くて、レバー状の血の塊が出ることもある
- □おりものの量やにおい、色が正常ではない
- □生理のとき以外で、不正出血がある
- □クラミジアなどの性感染症にかかったことがある
- □中絶の経験がある
- □流産や死産の経験がある
- □セックス時に痛みがある

B

- □夏でも靴下をはいて寝るほど、ひどい冷え症
- □慢性の肩こりや頭痛がある
- □貧血気味だ
- □疲れやすい
- □過食や拒食などの摂食障害がある
- □下痢や便秘など腸のトラブルが多い
- □BMIが25以上上で、肥満タイプ
- □BMIが18以下で、やせ過ぎ
- □虫垂炎などで、過去に開腹手術をしたことがある
- □持病があり、現在も薬を服用している

［A］に１つでもチェックが入った人は⇒P.62～65へ！　子宮や卵巣にトラブルがある可能性も。痛みや不正出血などの症状がある場合は、早めに専門医の診察を受け、必要な治療を行いましょう。また、子宮がんや乳がんなどの婦人科検診も定期的に受けることが大切です。［B］に１つでもチェックが入った人は⇒P.21、P.35～40、P.62～65へ！　過度なダイエットや肥満も不妊を招く要因。食事など生活習慣を見直すことも必要です。

生活習慣をcheck

- □喫煙している
- □お酒が好きで、毎日飲んでいる
- □食事抜きなどのダイエットをしている
- □外食やコンビニ食が多く、自炊はほとんどしない
- □食事よりも、サプリメントで栄養を補給している
- □甘いものが大好きで、お菓子を食事代わりにすることも
- □好き嫌いが激しく、偏食気味
- □夜型で睡眠時間が少ない
- □寝つきが悪く、熟睡できない
- □休日は、ほとんど寝て過ごす
- □運動はほとんどしていない
- □入浴は湯船につからずシャワーですませることが多い
- □室内のデスクワーク中心で、体をあまり動かさない
- □1日の大半をパソコンに向かって過ごす

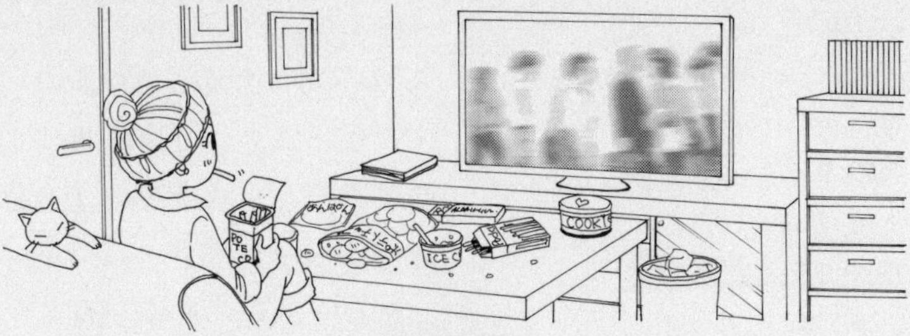

１つでもチェックが入った人は⇒P.35～40、P.48～53へ！　タバコは百害あって一利なし。妊娠、出産を考えるなら、今すぐ禁煙しましょう。バランスのいい食事をとって、ぐっすり眠ることも、健康的な体を作る基本です。栄養や睡眠に関する正しい知識を身につけ、できるところから改善を。また、適度に体を動かし、体と心をほぐすことは、ストレス解消にも有効。これまでの生活習慣を見直して、妊娠力をアップしていきましょう！

心をcheck

- □イライラすることが多い
- □最近、何をしても楽しいと感じない
- □仕事でストレスを感じることが多い
- □仕事にやりがいを感じない
- □人間関係で悩むことが多い
- □小さなことにくよくよするタイプ
- □どちらかというと無趣味
- □夫やパートナーへの不満がある
- □セックスしたいと思わない
- □親や周囲から、子作りへのプレッシャーを感じる
- □生理が来るたびに、ひどく落ち込む

1つでもチェックが入った人は⇒P.35、P.40、P.48～52、P.120～122へ！　心と体は密接に関係しています。精神的なストレスが、不妊の原因になる場合も少なくありません。子どもができないことがプレッシャーになって、自分を追い詰めてしまう人も。ストレスの原因を取り除く、もしくは上手にストレスを解消することが大事。パートナーや親、友人など身近に相談できる人がいるとベター。専門家のカウンセリングを受ける方法もあります。

パートナーと一緒に

体・心・生活習慣をcheck

パートナーの男性の体や心の状態もぜひ知っておきたいもの。
一緒に妊娠力をチェックしましょう。

A

- □朝、勃起しない、または なかなか射精しない
- □精液の色が 黄色や赤みがかっている
- □睾丸《こうがん》が小さくなっている 気がする
- □性感染症に かかったことがある

B

- □性欲が減退している
- □仕事が忙しく、疲れがとれない
- □プレッシャーや ストレスのかかることが多い
- □BMIが25以上で、肥満タイプ
- □喫煙習慣があり、毎日お酒を飲む
- □食生活が不規則で、外食中心
- □ふだんほとんど運動しない

[A]に1つでもチェックが入った人は⇒P.86～87へ！　精巣など生殖器官にトラブルがあり、不妊の原因となっている場合もあるので、早めに専門医の診察を受けましょう。[B]に1つでもチェックが入った人は⇒P.33～37、P.40、P.120～122へ！　心理的なストレスが勃起不全などの症状を引き起こし、ときにはセックスレスを招くことも。生活習慣を改善するとともに、メンタルケアも重要です。

column 1

女性によくあるプチ不調も不妊を招く要因に！

夏でも足先が冷えやすい、肩や首のこり、疲れがとれない、
慢性の頭痛持ちなどなど、とくに働く女性によくみられるこうした症状。
病気ではないからと見過ごしている人も多いようですが、
どれも体が発している不調のサインです。
血流の滞りやホルモンバランスの乱れなどが原因であれば、
気づかないうちに卵巣や子宮の働きを悪くしたり、
排卵障害を招いたりしているかもしれません！
こうしたプチ不調を改善することも、大事な妊活の１つと考えましょう。

貧血

体がだるい、疲れやすい、めまいや立ちくらみがするなどの症状として現れることが多い貧血。これは、血液中のヘモグロビンを作る鉄分やたんぱく質が不足して、全身に酸素が十分行き渡らず、体が酸欠になった状態です。鉄分もたんぱく質も良質な卵子を育てるために必須の栄養素。サプリメントで補いつつ、バランスのいい食事をとることが大切です。

冷え・肩こり

血流が悪くなって起きる手足の冷えは、肩や首のこりなども招きます。自覚症状が少ないのは、体の深部の冷え。とくにおなかまわりまで冷えてしまうと、骨盤内に十分血液が行き渡らず、子宮や卵巣などの機能低下につながります。日頃から冷えを防ぎ、おなかを温める食事や服装、適度な運動を心がけましょう。

甲状腺トラブル

のどの下にある甲状腺からは、新陳代謝などに関わる重要なホルモンが分泌されています。甲状腺のトラブルはとくに女性に多く見られ、代表的なものにバセドー病などがあります。体全体のホルモンバランスが崩れるため、妊娠しにくくなったり、流産や早産の危険性が高まったりすることも。まずは専門科での検査と治療を。

自律神経トラブル

過剰なストレスや疲労などで引き起こされることも多いのが、体の働きを調整する自律神経の不調。不眠や食欲不振、めまい、動悸《どうき》、イライラ、冷え、頭痛などあらゆる症状として現れます。血流の滞りやホルモン分泌の乱れも引き起こすので、生理不順や排卵障害を招く要因ともなる、妊娠の大敵！　治療とともに、ストレスを減らすよう努めましょう。

妊カツ開始！

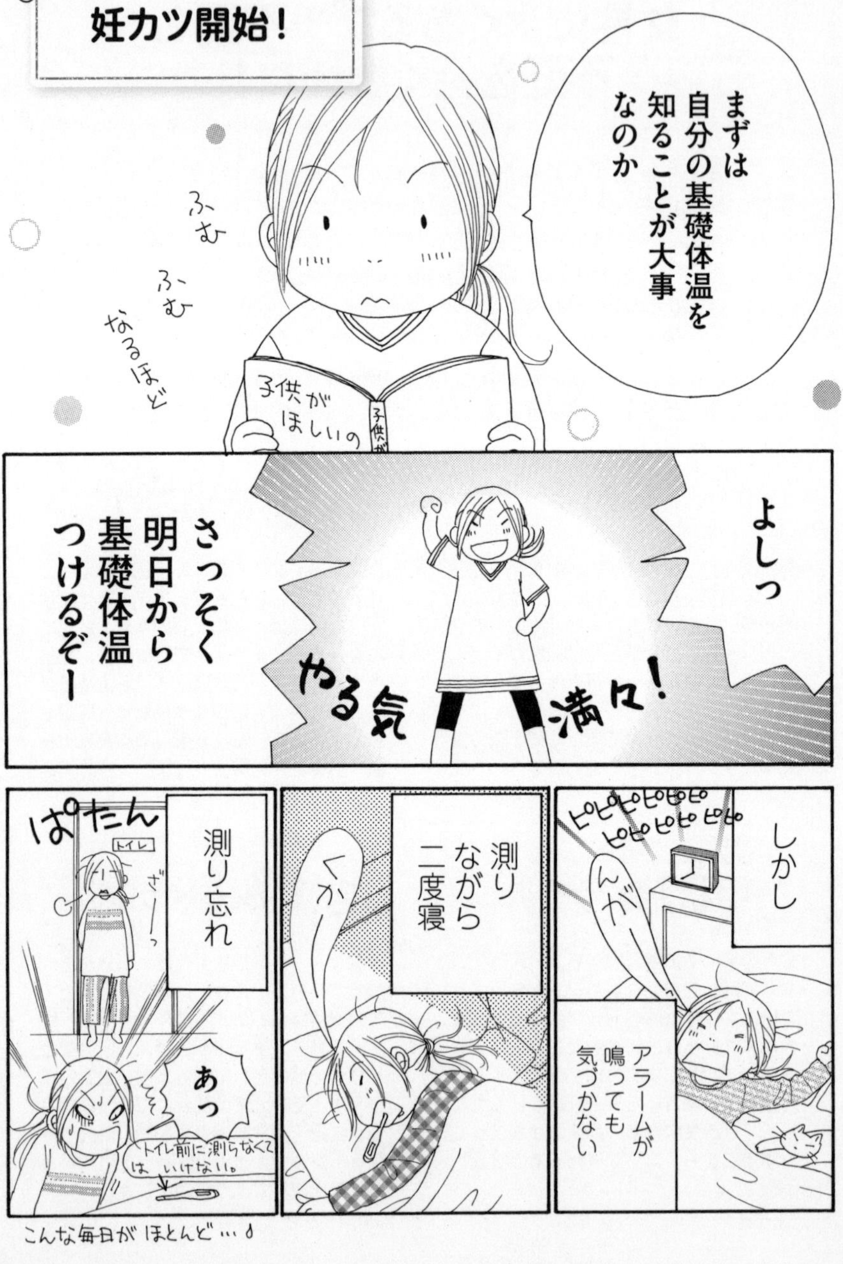
まずは自分の基礎体温を知ることが大事なのか
ふむ
ふむ
なるほど
子供がほしいの
子供が
よしっ
さっそく明日から基礎体温つけるぞー
やる気満々！
しかし
ピピピピピピピ
ピピピピピピ
んが
アラームが鳴っても気づかない
測りながら二度寝
くか
測り忘れ
ぱたん
トイレ
ざー！っ
あっ
トイレ前に測らなくてはいけない。

こんな毎日が ほとんど…♪

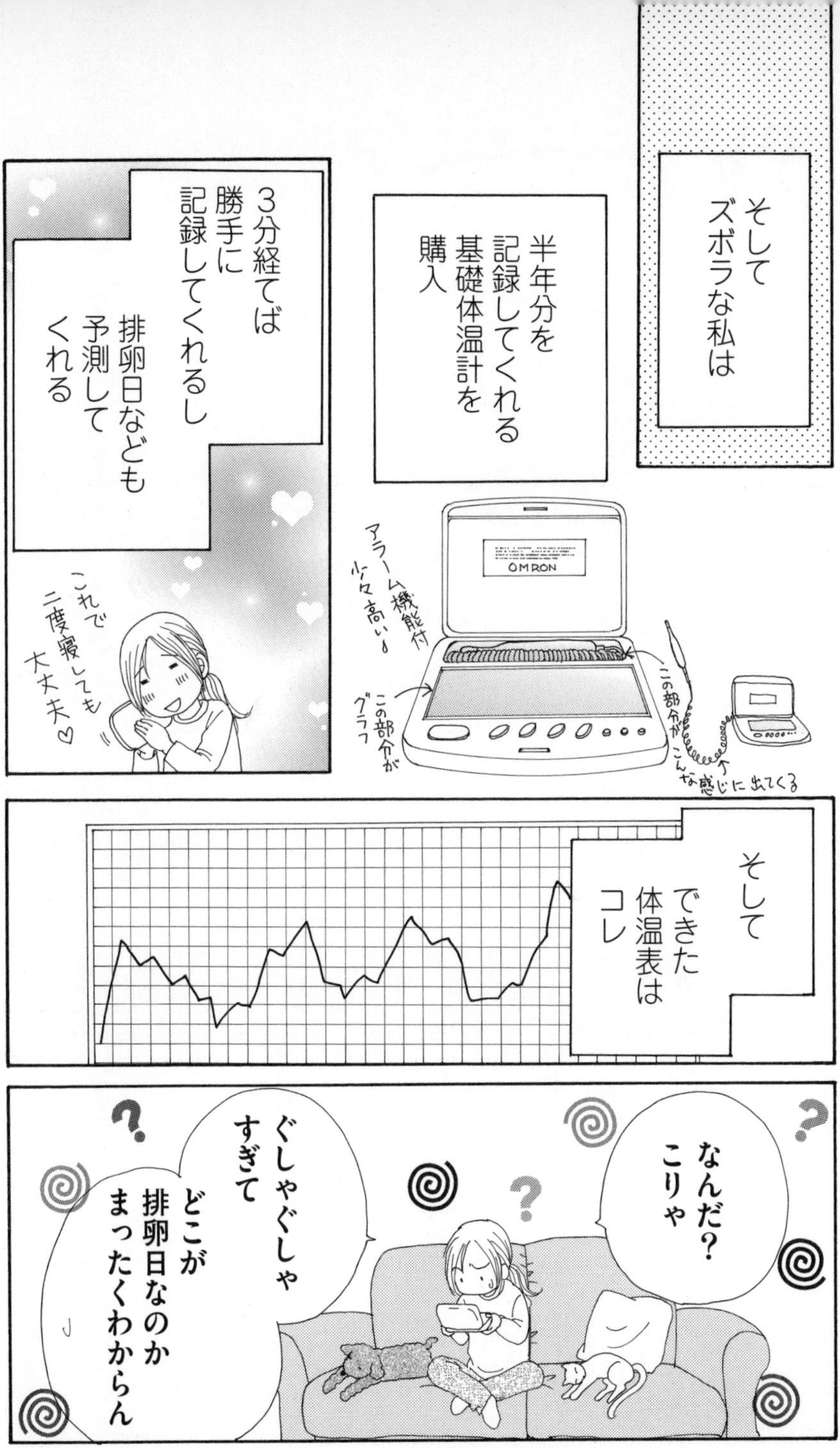
そして ズボラな私は
半年分を 記録してくれる 基礎体温計を 購入
3分経てば 勝手に 記録してくれるし
排卵日なども 予測して くれる
これで 二度寝しても 大丈夫♡
OMRON
アラーム機能付 少々高い♪
この部分が こんな感じに出てくる
この部分が グラフ
そして できた 体温表は コレ
なんだ? こりゃ
ぐしゃぐしゃ すぎて
どこが 排卵日なのか まったくわからん

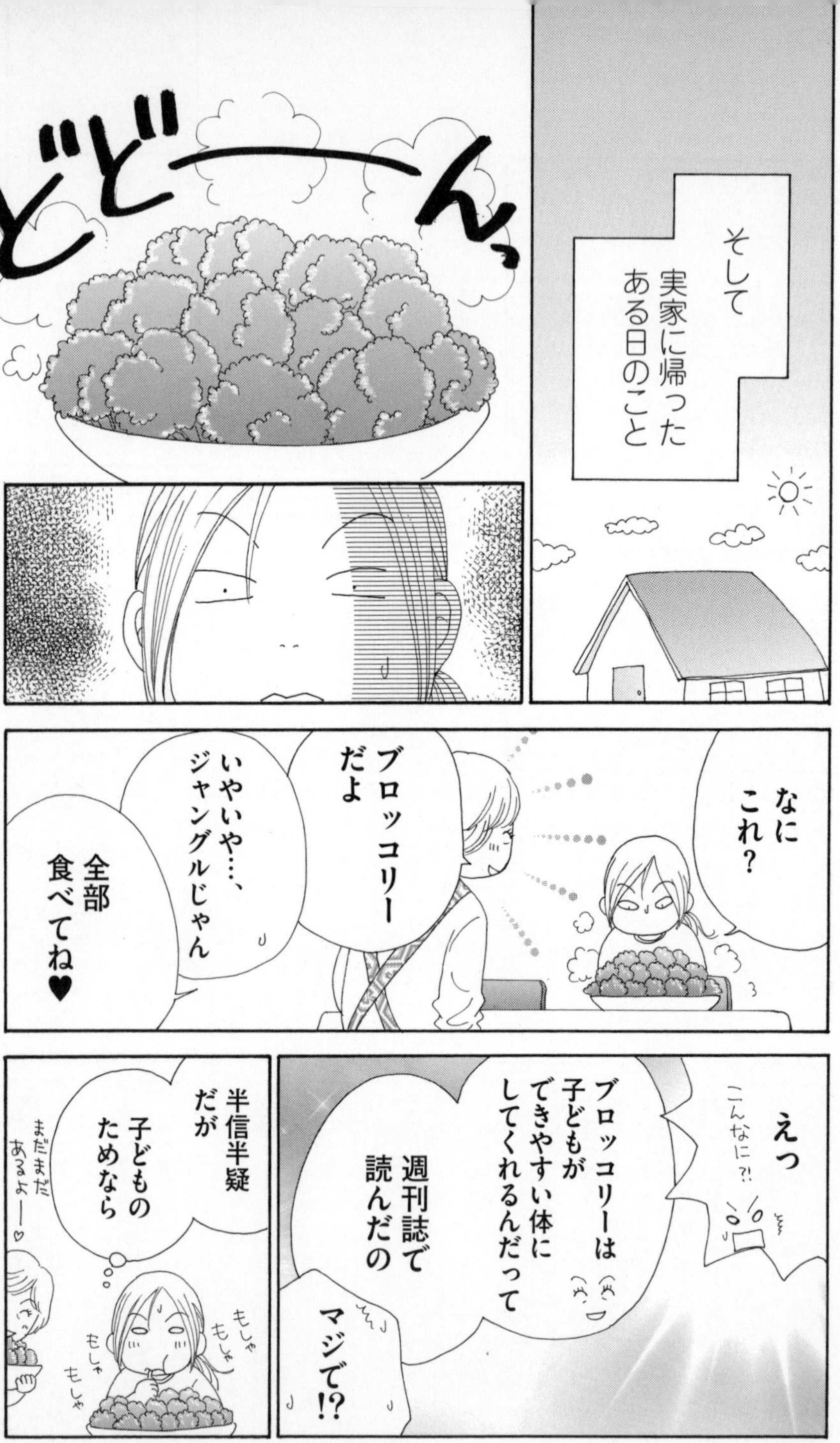
そして
実家に帰った
ある日のこと
どどーーん
なに
これ?
ブロッコリー
だよ
いやいや…、
ジャングルじゃん
全部
食べてね♥
えっ
こんなに?!
ブロッコリーは
子どもが
できやすい体に
してくれるんだって
週刊誌で
読んだの
マジで!?
半信半疑
だが
子どもの
ためなら
まだまだ
あるよー♥
もしゃ
もしゃ
もしゃ
もしゃ

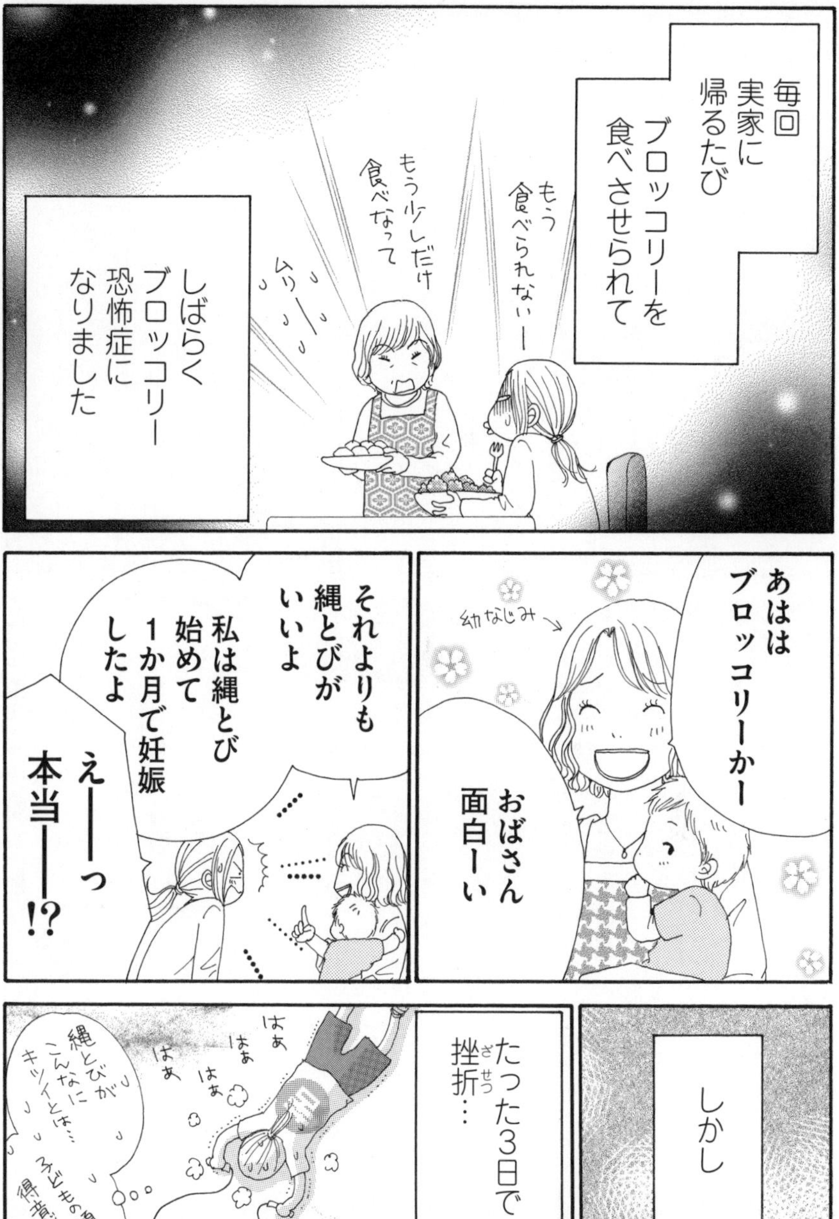
毎回実家に帰るたびブロッコリーを食べさせられて
もう食べられないー
もう少しだけ食べなって
ムリー
しばらくブロッコリー恐怖症になりました
あははブロッコリーかー
幼なじみ→
おばさん面白ーい
それよりも縄とびがいいよ
私は縄とび始めて1か月で妊娠したよ
えーーっ本当ーー!?
しかし
たった3日で挫折《ざせつ》…
はぁ
はぁ
はぁ
はぁ
縄とびがこんなにキツイとは…
子どもの頃得意だったのに…

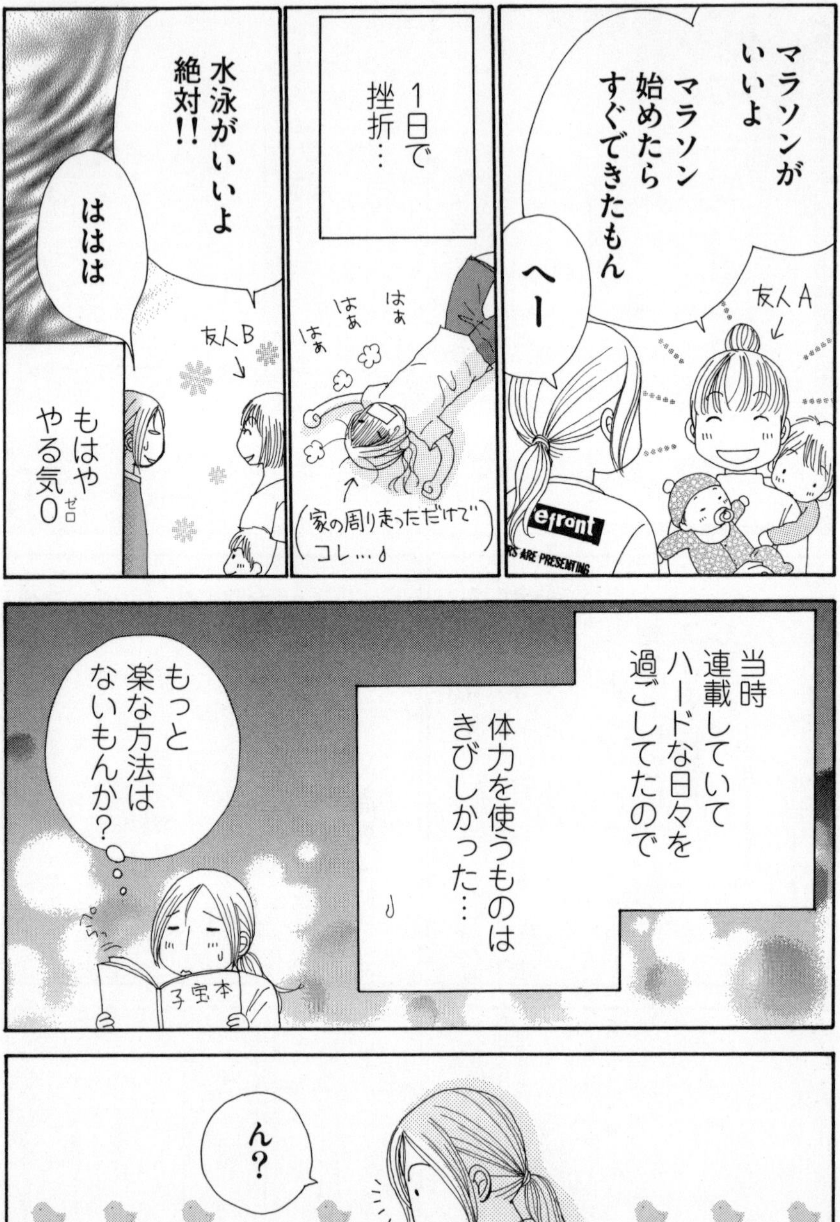

マラソンが いいよ
マラソン 始めたら すぐできたもん
へー
友人A
1日で 挫折…
はぁ はぁ はぁ
(家の周り走っただけで コレ…)
水泳がいいよ 絶対!!
ははは
友人B
もはや やる気0《ゼロ》
当時 連載していて ハードな日々を 過ごしてたので
体力を使うものは きびしかった…
もっと 楽な方法は ないもんか?
ぺらっ
子宝本
ん?

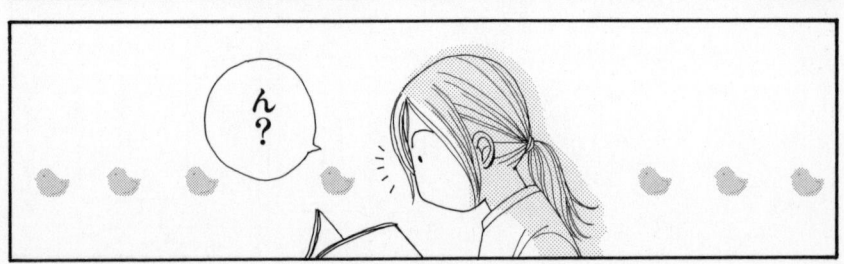

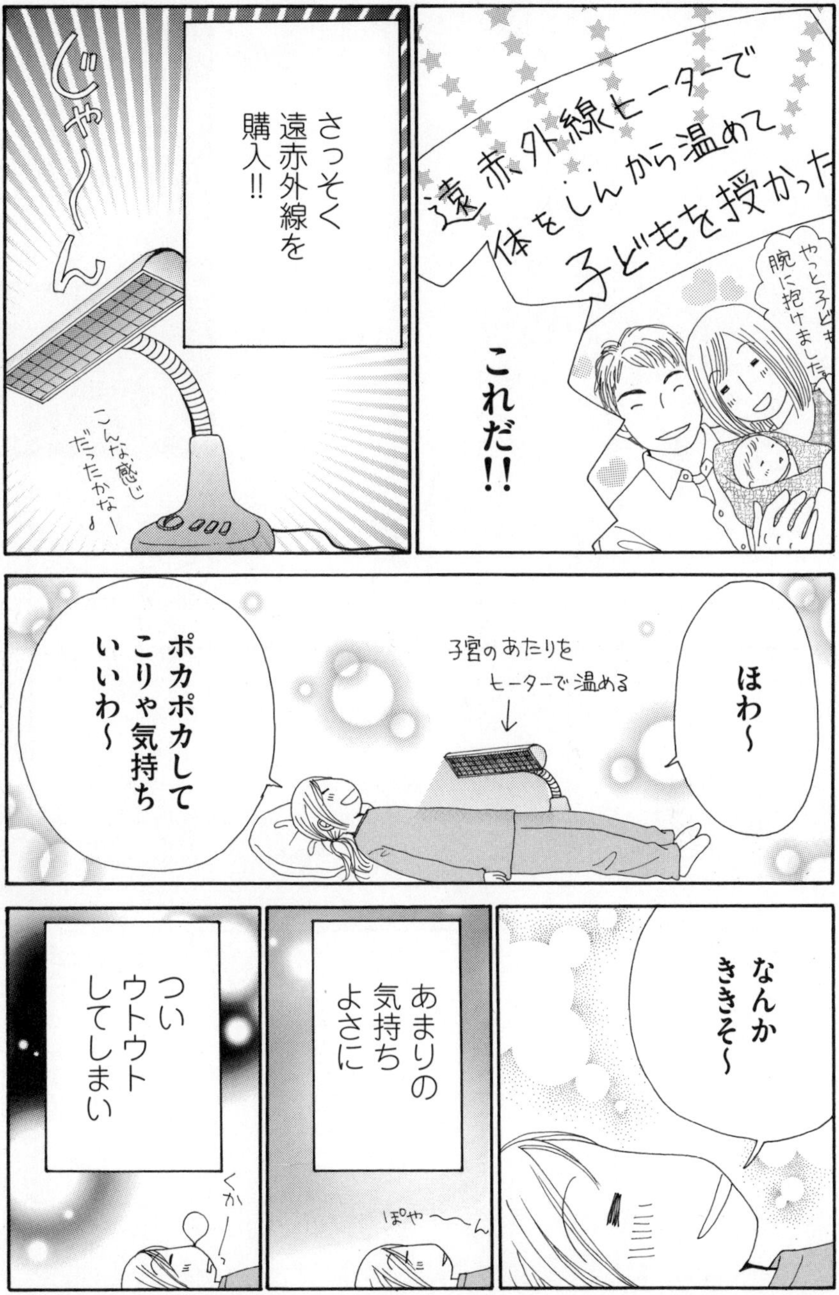
遠赤外線ヒーターで体をしんから温めて子どもを授かった
やっと子ども腕に抱けました
これだ!!
さっそく遠赤外線を購入!!
じゃ〜〜ん
こんな感じだったかな〜♪
ほわ〜
子宮のあたりをヒーターで温める
ポカポカしてこりゃ気持ちいいわ〜
なんかききそ〜
あまりの気持ちよさに
ぽや〜〜ん
ついウトウトしてしまい
くか〜

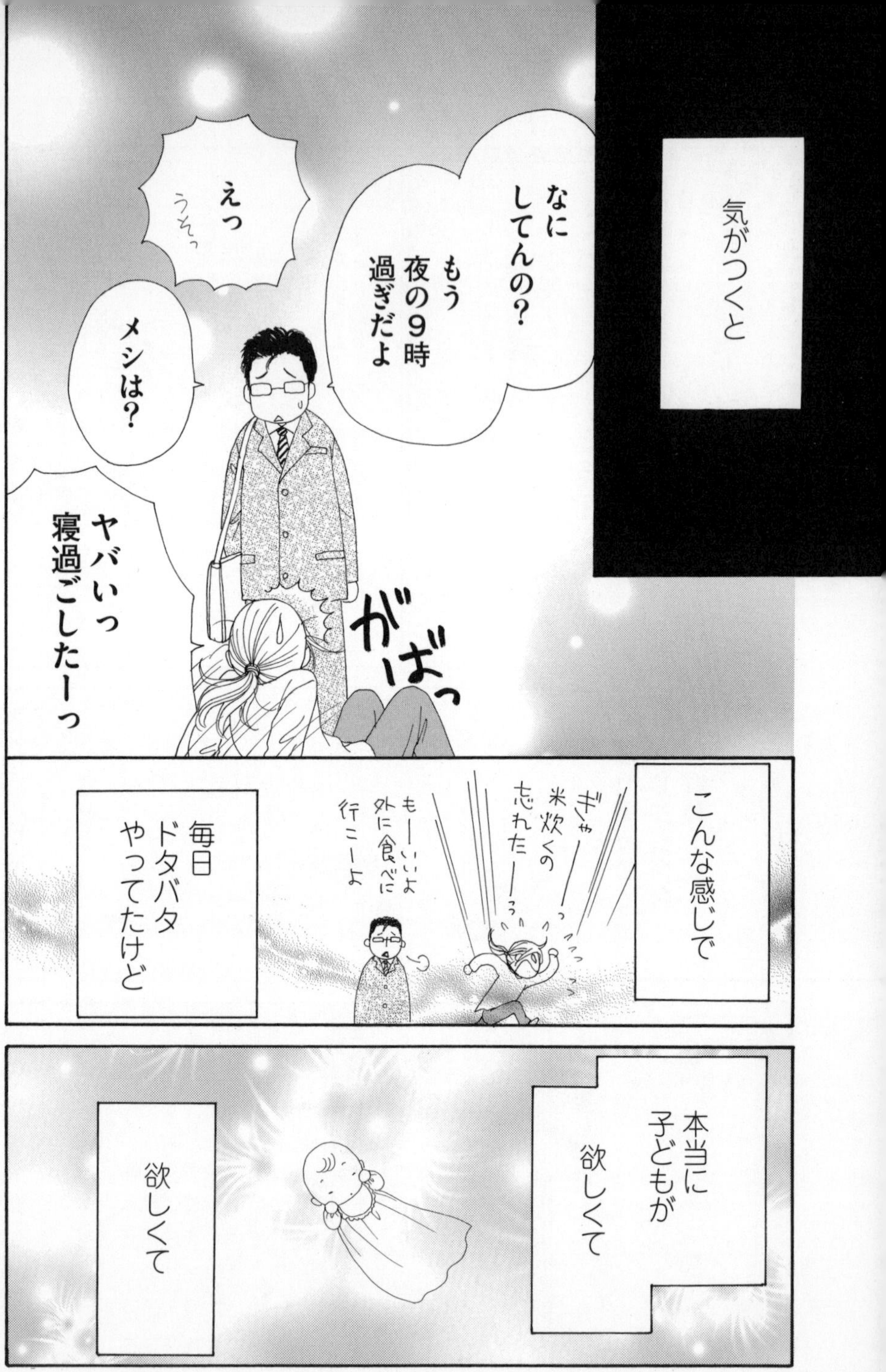
気がつくと
なにしてんの？
もう夜の9時過ぎだよ
えっ
うそっ
メシは？
ヤバいっ寝過ごしたーっ
がばっ
こんな感じで
ギャー 米炊くの忘れたーっ
もーいいよ 外に食べに行こーよ
毎日ドタバタやってたけど
本当に子どもが欲しくて
欲しくて

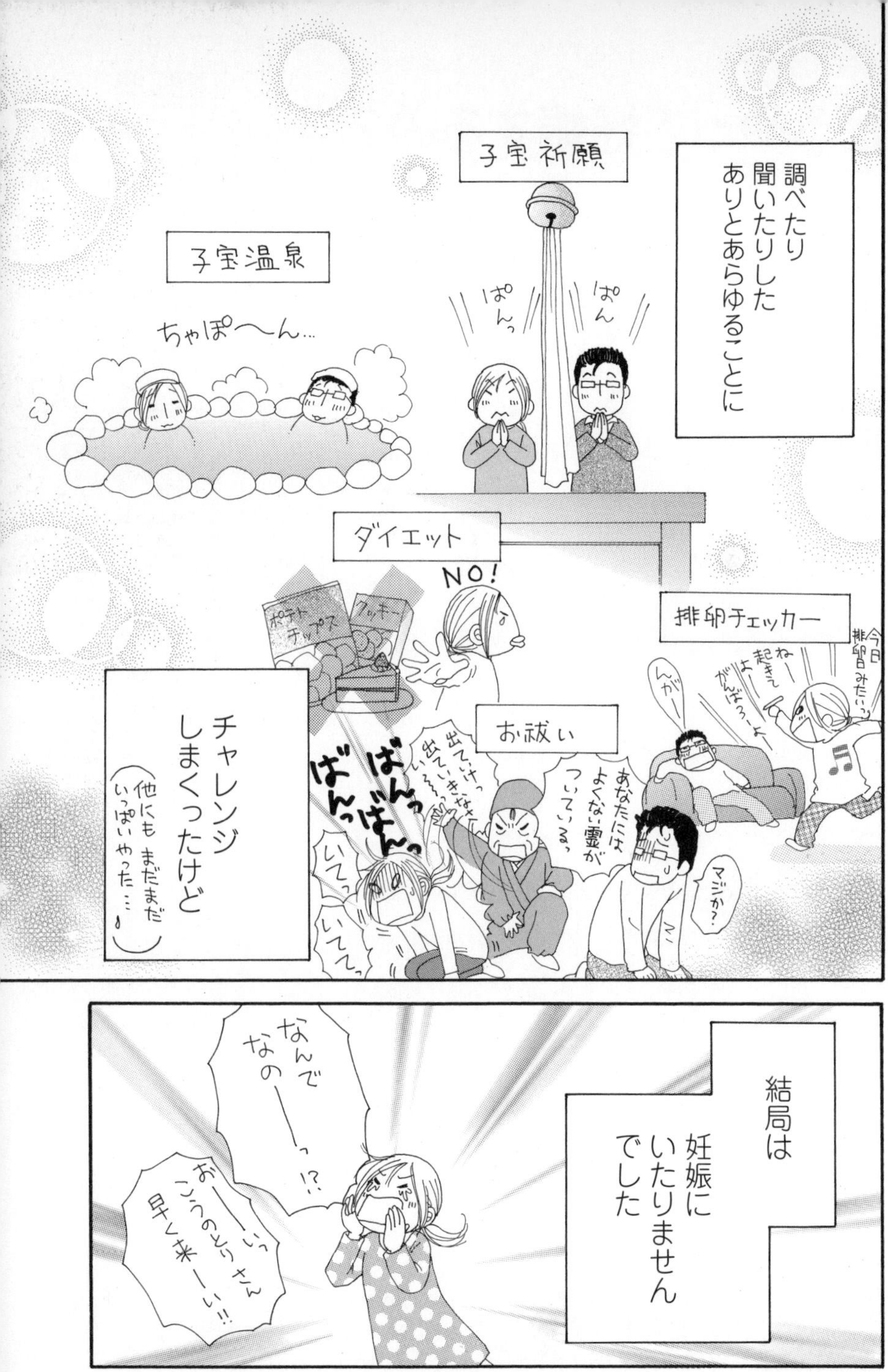
調べたり
聞いたりした
ありとあらゆることに
子宝祈願
ぱん
ぱんっ
子宝温泉
ちゃぽ〜ん…
ダイエット
NO!
ポテトチップス
クッキー
排卵チェッカー
今日排卵みたいっ
ねー起きてよー
がんばろーよー
んがー
お祓い
あなたにはよくない霊がついているっ
出ていけっ 出ていきなさ〜い
ばんっ ばんっ ばんっ
いてっ
いててっ
マジか?
チャレンジしまくったけど
(他にもまだまだいっぱいやった…)
結局は妊娠にいたりませんでした
なんでなの━━っ!?
お━━いっこうのとりさん早く来━━い!!

初級編

action 2

今すぐ始められる妊娠準備
妊活基本のキ

「自分も妊活しなくちゃ！」と思ったら、妊娠にいたるまでのメカニズムを再確認しましょう。貴重なチャンスを逃さないために、今日からできることがあるのです。

どうやって妊娠するの？

妊娠のスタートラインはきちんと排卵があること

女性の体で排卵が起こり、男性の射精によって膣内《ちつない》に入った精子と出会って受精した卵子が、子宮内に定着することを着床といいます。これが、妊娠までのプロセス。どの段階でトラブルがあっても妊娠するのは難しくなります。

最初のステップとなる排卵には女性の月経周期が大きく関係しています。規則正しい月経周期があり、毎月きちんと排卵が起こっていることで、妊娠の可能性は高まるのです。

精子と卵子の寿命

精子は射精後、女性の膣や子宮内で約５日間生き延びることができ、卵子をめざして卵管まで進んでいきます。一方、卵子の寿命はわずか約24時間。セックスのタイミングが合わないと、精子が卵管にたどり着いても受精にはいたりません。

妊娠のメカニズム

Step 1 排卵

月経の時期になると、脳から分泌される卵胞刺激ホルモンによって、卵子のもととなる原始卵胞５～20個ほどが成長開始！一番大きく育った卵胞から、１～２個の卵子が飛び出します。これが排卵。

↓

Step 2 受精

排卵した卵子は、卵管で精子が来るのを待ちます。１回の射精で放出される精子は２～３億個。でも、子宮を通って卵管までたどり着けるのはわずか1000個ほど。そのうち１個が卵子にたどり着いて、受精できるのです。

↓

Step 3 妊娠

受精した卵子は、細胞分裂を繰り返しながら子宮へと進み、子宮内膜に食い込んで着床します。これにより妊娠が成立。しかし、なかには受精しても着床しないこともあります。妊娠しないと、再び月経が起こります。

自分の体のリズムを知ろう

基礎体温の測り方

●目覚めてすぐに測る

基礎体温とは、安静な状態で測定した体温のこと。体を動かすと体温は上昇するので、目が覚めたら起き上がらずに測りましょう。すぐ手が届く枕元などに体温計を置いておくと◎。

●基礎体温表をつける

より細かい値まで測定できる婦人体温計を使い、体温は必ず表に記録しましょう。まずは3か月間くらい測定を続け、記録を折れ線グラフにすることで、体のリズムがつかめてきます。

妊活のマストツール 基礎体温表をつけよう

「毎月生理が来るから、私はだいじょうぶ」と思っていても、毎回きちんと排卵しているかはわかりません。手掛かりとなるのが、基礎体温。女性の体はホルモン分泌の影響を受け、月経周期に合わせて体温が変化します。自分の月経周期を知り、排卵日を予測するには、毎日基礎体温を測って表に記録することが基本です。

基礎体温表の見方

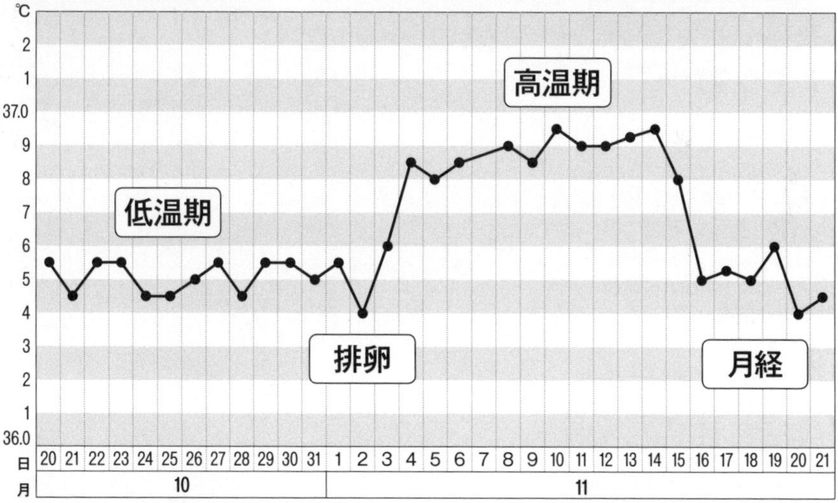

低温期　月経から排卵までの約2週間。エストロゲン（卵胞ホルモン）の分泌が増えます。体温は一定です。

排卵　低温期が続いたあと、一度さらに体温が下がり、急上昇する時期に排卵が起こります。

高温期　排卵後、プロゲステロン（黄体ホルモン）の分泌によって体温が上昇。月経とともに再び低温期に入りますが、妊娠している場合は高温期が続きます。

基礎体温表が正常にならないときは？

低温期と高温期の2層に分かれず、体温がバラバラだったり、高温期が極端に短かったりする場合は、ホルモンのバランスの乱れなど体になんらかのトラブルが起きていることも。婦人科の医師に相談しましょう。

自然妊娠をめざすには？

排卵前後のセックスが妊娠のチャンス！

自然妊娠の可能性を高めるには、セックスのタイミングがとても重要。排卵日は月に1回、しかも卵子の寿命はたった24時間です。卵子と精子が出会う確率を上げるためには、精子の寿命を考えると排卵予測日の前後約5日間がチャンス。

市販の排卵検査薬などを活用するのも、排卵日予測には有効です。また、排卵が近づくと、おりものの状態も変化します。子宮にトラブルがあってもおりものの色や匂いが変わるので、チェックする習慣付けを。

排卵日だけでなく、ふだんから夫婦のコミュニケーションとしてセックスを楽しむことも大切です。女性の体はデリケート。予定日ではなくても、気持ちのいいセックスで排卵することがあるんです（P34）。

排卵日をチェック！

市販の検査薬やチェッカーで

排卵が近づくとLH（黄体化ホルモン）の量が増えます。尿をかけてホルモン濃度を測定する検査薬タイプのほかに、唾液で調べる顕微鏡タイプも。排卵日が近づくと、ガラスにとった唾液の結晶がシダ状に現れます。

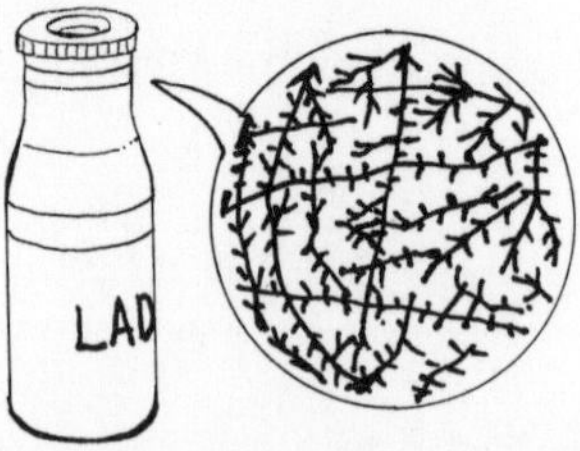

おりもので

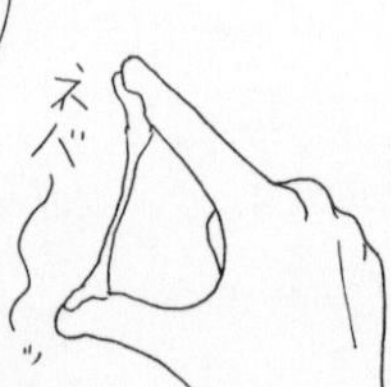

指でとってネバ～ッと伸びるほど粘りの強いおりものが出るようになったら、排卵日が近い証拠です。

基礎体温表で

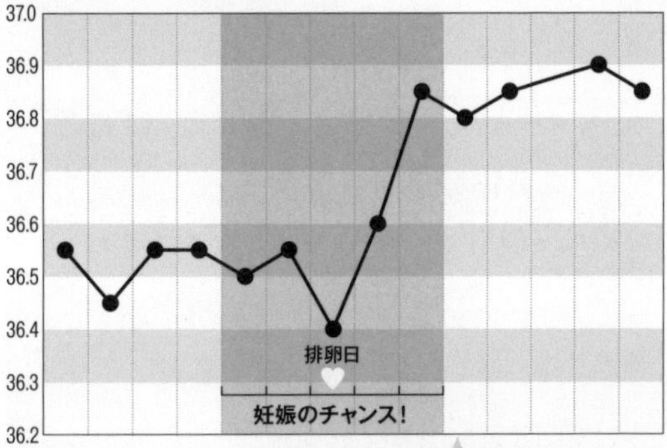

妊娠しやすいセックスのタイミング

低温期から高温期に移行する直前に、大きく体温が下がるあたりで排卵が起こります。毎月基礎体温をつけていれば、排卵日の予測がつくように。もっとも妊娠しやすいのは、排卵日とその前日ですが、排卵日には多少のズレもあるので、前後５日間ほどを目安にチャレンジしましょう。

妊娠率を上げるセックスのための準備

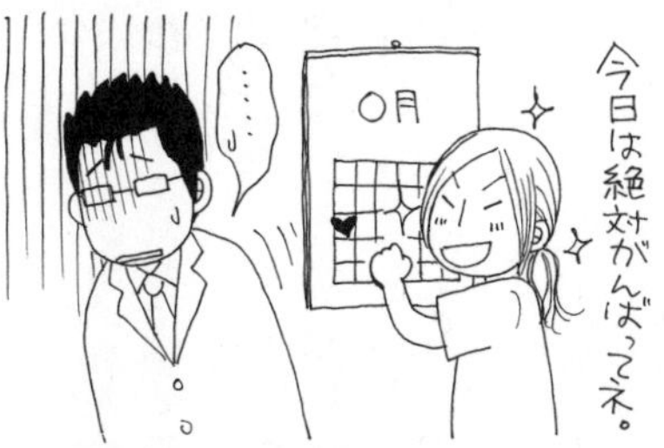

ふだんからの体調＆環境作りが大切

妊娠しやすいコンディションを整えるために、男女ともふだんの生活から改善していくことがとても大切です（P35）。また、排卵日にこだわり過ぎないことも重要。日常的にセックスをしているカップルのほうが、妊娠率が高いというデータもあるので、リラックスできる環境作りを、工夫してみましょう。

タイミング前の心得

過剰な飲酒は控える

男性の場合、ED（勃起障害）を招くこともあるので、セックス直前の深酒はNG。リラックス効果を得るための適度な飲酒ならかまいません。

プレッシャーを持たない、与えない

「排卵日前後はなにがなんでもセックスしなくちゃ！」と意気込み過ぎると、プレッシャーになってしまいます。なかにはストレスからEDになってしまう男性も。

元気な精子を作るために男性が注意すること

ブリーフよりトランクス

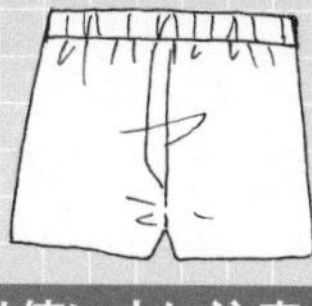

睾丸を温め過ぎないためには、股間を締めつけるブリーフよりも、通気性のいいトランクスのほうが◎。とくにピッタリのビキニタイプは避けたほうがベター。

PCやインターネットは使い方に注意

精子は熱に弱いので、発熱しているノートPCをひざに乗せて長時間作業するのはNG。また、無線でインターネットを使うと、電磁波により精子の運動性が落ちるという研究結果も。PCはデスクに置くなど、できる範囲で注意して。

高温・長めの風呂は避ける

精巣の機能が活発になるのは31～33℃といわれます。40℃以上の熱めのお湯で長風呂をしたり、サウナに長時間入ったりするのはさけましょう。

ストレスをためない

多忙な仕事や職場の人間関係などでストレスを抱え込んだ状態では、妊活もプレッシャーになりかねません。上手に気分転換する方法を見つけましょう。パートナーと話し合いサポートしてもらうことも大切です。

長時間自転車に乗らない

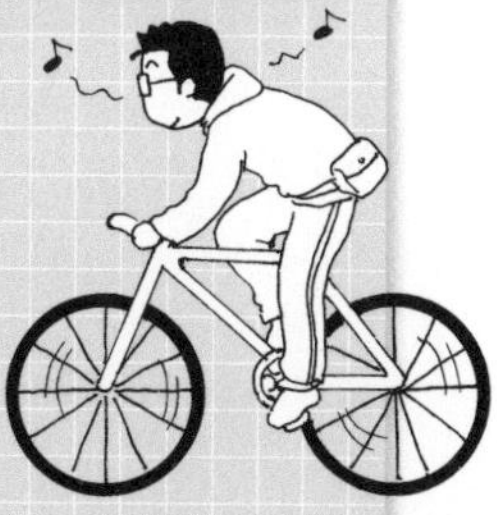

スポーツサイクルのブームもあり、趣味や通勤などで自転車に乗る男性が増えています。健康作りのための自転車なのに、長時間サドルにまたがることで股間が圧迫され、精巣の機能が低下することがあります！

セックスを楽しんで受精力アップ！

自然な欲求の高まりが排卵→妊娠に導く!?

男性側、もしくは女性側がセックスしたい気分になっても、「排卵日は来週だから、それまでは禁欲しなきゃ！」と拒絶したり、セックスが子作りの手段になって、気持ちが盛り上がらなかったり……。これらは、不妊治療を始めたカップルが陥りやすいケースです。

しかし、人間の体は機械のように正確ではありません。排卵予定日以外のセックスで妊娠する例もあり、女性は妊娠しやすい時期に性欲が高まる傾向があることもわかっています。むしろ、本能から生まれる自然な欲求こそ大切。セクシーな気分が盛り上がり、愛情が深まることで、男性も女性もホルモンが活性化し、受精率のアップに影響するというデータもあるのです。

気持ちを盛り上げるムード作りを

セクシーな下着を試してみる

とくに男性にとっては、視覚による効果も大きいもの。ときにはパートナー好みの下着を身に着けて、セクシーな気分を盛り上げてみるのも、ホルモン分泌を促すのに効果的です。

前戯は時間をかけててていねいに行う

セックスに対する満足度を上げるには、前戯に時間をかけることがポイント。互いの興奮をじっくり高めていくことで、気持ちいいセックス→ホルモンの活性化につながるのです。

音楽や照明でロマンティックに

部屋の照明を消してアロマキャンドルを焚《た》いたり、リラックスできるCDを流したり……。ちょっとした演出で、いつもの寝室の雰囲気を変えてみると、新鮮な気持ちになれます。

一緒にお風呂に入ってボディタッチ

互いの体を洗って、湯船で体を密着させる……こうした裸でのスキンシップは、愛情ホルモンといわれるオキシトシンの分泌を促し、幸福感を高めてくれます。

場所や時間をいつもと変えてみる

夜は疲れてその気になれないという場合、男性の性欲も精子の濃度も高まっている朝のセックスがおすすめです。また、休日にホテルを利用してみるなど、脱マンネリの工夫をしましょう。

女性のオルガスムスが妊娠のカギになる!?

女性がオルガスムスに達すると、膣が収縮するため、精子を卵管まで吸い上げて、卵子と受精させるサポート作用が期待できます。また、オルガスムスにより排卵が起きる可能性も高まり、妊娠率を上げると考えられています。

妊娠体質を作る生活スタイル

ストレスフリーな生活が妊娠力のカギになる！

卵巣や卵子の加齢を止めることは、今の医療ではまだまだ難しいけれど、健康的な生活を送ることで、少しでも質の高い卵子に育てて排卵させることは可能です。

例えば、適度な運動や食生活の見直しで冷えを改善し、血行をよくすれば、子宮や卵巣に栄養たっぷりの血液を行き渡らせることができます。また、心身ともにストレスをため過ぎず、睡眠をしっかりとってリラックスした生活を心がけることで、ホルモンバランスが整い、妊娠力のアップにつながるのです。

ただし、多忙な人が、食事、運動、生活習慣のすべてを一度に変えるのは大変ですし、それが負担になってしまっては逆効果。まずは、下の5つのことを気をつけてみましょう。

大切な5つの心がけ

ダイエットしすぎない

食事抜きなどの過度なダイエットはNG。体が冷え、ホルモンバランスが狂うだけでなく、体が飢餓状態を感じて排卵をストップさせることもあり、妊娠力が著しく低下します。BMIが25未満であれば、ダイエットは不要と考えて。

BMIは25未満に

肥満によってホルモンバランスが崩れるため、無排卵などの排卵障害が起きやすくなります。男性の肥満も、精子の運動率の低下や勃起障害の発生を高めることがわかっています。男女ともにBMIが25を超えないように節制を。

BMI
=
体重［kg］÷（身長［m］）²

BMI18.5 ～ 25 未満が普通体重、25 以上が肥満、18.5 未満が低体重となります。

喫煙はNG

喫煙によって、女性は卵胞の数、男性は精子の数がそれぞれ減少することがわかっています。さらには、妊娠しても流産や早産、低出生体重児の出産などのリスクもあります。受動喫煙でも同様の害があるので、妊娠を望むなら今すぐ夫婦で禁煙を！

良質な睡眠を

良質な睡眠は、体や脳の疲労を回復させ、体のリズムを整えるのに必要。睡眠不足や不規則な睡眠は自律神経の乱れにつながり、ホルモンバランスの不調を引き起こします。なるべく早寝早起きの朝型生活を心がけましょう。

体を冷やさない

血流の滞りが原因となる冷えは、免疫力や内臓機能、基礎代謝の低下などを招く、まさに万病のもと。体を冷やす食べ物のとり過ぎや、運動不足、体を締めつける衣類の着用、さらにはストレスから来る血管収縮なども原因に。

食生活で妊娠に備える

赤ちゃんを育むための食事と考えよう

妊娠力に大きく影響する肥満ややせ過ぎ。これらは食生活とも大きく関わっています。とくに女性は甘いものを習慣的にとり過ぎたり、ストレスのはけ口として過食に走ったりする傾向が強いようです。しかし、視覚や味覚での一時的な満足感を求めているだけで、体が栄養として欲しているわけではない場合が大半。栄養バランスのいい食事を1日3回規則正しくとっていれば、体自体が満たされるので、余分なお菓子を欲しがることは減っていきます。

また、ダイエットにも注意が必要。やみくもに食事量を減らすと、体に必要な栄養まで不足しがちに。

赤ちゃんの体を作るのは、お母さんの食事です。妊活中から、体にいいものをとる習慣をつけましょう。

妊娠力を高める食事のポイント

体を冷やす食品をとり過ぎない

冷たいジュースやアイスクリームだけでなく、スイーツに含まれる白砂糖も体を冷やす食品の代表。南国原産の野菜や果物などにも、体を冷やす作用があります。日本の旬の野菜や果物を食べましょう。

食品添加物はなるべく避ける

加工食品などに含まれる保存料や合成着色料、甘味料などの人工的に作られた添加物をとり過ぎるとホルモンのバランスが崩れるなどの悪影響があります。含まれていないものを選ぶように注意を。

毎日3食をきちんととる

食事と食事の間が開き過ぎると、空腹状態が続くため、次の食事で血糖値が急激に上がってしまい、肥満などの原因に。また、食事の代わりに間食で済ませることも、栄養不足につながるのでNG。

この食品もとり過ぎ注意!

甘いお菓子類

市販のお菓子や菓子パンなどには、白砂糖だけでなく、トランス脂肪酸を含むマーガリンやショートニングも使われています。悪玉コレステロールを増やすなど、体にさまざまな悪影響を与えるというトランス脂肪酸は、排卵にも関わり不妊要因になるという研究結果も。間食はほどほどにするのが◎。

コーヒー

コーヒーに含まれるカフェインは、血管を収縮させて血流を悪くするため、体を冷やすともいわれます。1日1杯程度のコーヒーなら問題ありませんが、ほどほどに。また、カフェインは紅茶、緑茶にも含まれるので、ノンカフェインの飲み物に変えるなど工夫してみましょう。

意識してとりたい栄養素&食品

女性に!

葉酸

ビタミンB群の一種で、脳神経や細胞のDNAの形成に必要な栄養素。胎児の脳を作るのにも必須で、妊娠前から積極的にとることが推奨されています。

含まれる食品

レバー、ほうれん草などの緑黄色野菜、ナッツ、大豆、にんじん

男女に!

亜鉛

細胞分裂に関わる成分で、「セックスミネラル」とも呼ばれ、体の成長や生殖活動に必要な酵素の構成にも関わる栄養素です。

含まれる食品

カキ、レバー、肉、ホタテ、うなぎ

男女に!

ビタミンE

「若返りのビタミン」ともいわれ、高い抗酸化力を持つビタミンE。卵子の質を高めて排卵を促し、精子の状態を改善するなど、妊娠力アップにも活躍します。

含まれる食品

アーモンドやナッツなどの種子類、ほうれん草、うなぎ

POINT

なるべく多種類の食品から栄養補給!

例えばカルシウムの吸収にはマグネシウムやビタミンDが必要なように、栄養素は単独でとるより他の栄養素と一緒にとるほうが、効率よく体に取り込めます。つまり、食材の品目を増やすことで、より多くの栄養素を効率よく吸収できるのです。

女性に!

たんぱく質

筋肉や皮ふ、内臓、ホルモンなど体のすべての組織を作っているのがたんぱく質。赤ちゃんのもととなる卵子にも欠かせない成分です。

含まれる食品

肉、魚、豆、乳製品

女性に!

鉄

毎月の生理で大量に失われ、不足しがちな鉄。体中に酸素を運び、栄養を行き渡らせるのをサポートする赤血球を作る主要成分です。

含まれる食品

レバー、アサリ、大豆、小松菜などの緑黄色野菜

女性に!

カルシウム

胎児の骨や歯を形成するカルシウムは母親の骨からとられるので、妊娠準備としてカルシウムをしっかりとっておくことが重要。自律神経の調整作用もあるので、不足するとイライラなど精神的な影響が出ます。

含まれる食品

乳製品、ひじき、小魚、ほうれん草、モロヘイヤ

女性に!

ビタミンA

免疫力を高めるほか、子宮内膜を整える作用なども。ただし、動物性ビタミンAの過剰摂取は胎児に影響するので、サプリメントなどは用量を守ること。

含まれる食品

うなぎ、レバー、かぼちゃ、ほうれん草

運動習慣で産める体作りを

体の機能を正常にし 質のいい卵子を育てる

食事とともに、妊活の柱となるのが運動です。適度に体を動かすことで血流が促され、代謝が上がります。さらに、ホルモン分泌や自律神経の調整をはじめ、体のさまざまな機能が正常に働くようになります。

ただし、マラソンやエアロビクスなどの激しい運動は、ふだん運動習慣がない人が突然行うと、体内の活性酸素を増やして体にダメージを与え、生理や排卵を止めたりする恐れも。妊活に取り入れるなら、ウォーキングやヨガなどリラックス効果も得られる運動がおすすめです。

とくに、骨盤まわりの筋肉を動かす運動は、骨盤が正しい位置に矯正されて内臓が引き上げられるため、卵巣や子宮の血流もアップ。卵子の質を高めるのにも役立ちます。

運動効果を高めるポイント

- ストレスにならないよう、自分に合う運動を見つける
- 短時間でも、できるだけ毎日継続して行う
- 体調の悪いときはムリをしない
- 不妊治療中は医師と相談して行う

オススメ運動習慣①

ウォーキングで代謝&体力UP

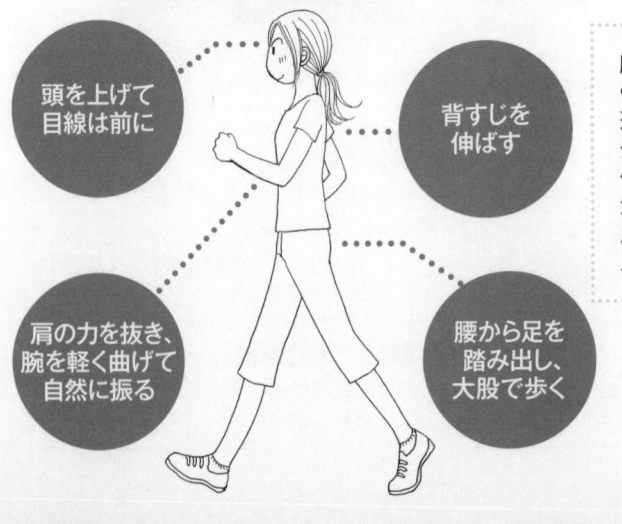

頭を上げて目線は前に
背すじを伸ばす
肩の力を抜き、腕を軽く曲げて自然に振る
腰から足を踏み出し、大股で歩く

腰から足を動かすことで、骨盤を調整して血流を促進し、代謝がアップ。20分以上続けて歩くことで、体脂肪が燃焼し、肥満解消にも◎。通勤時間を利用するなど、週に3日以上行うと効果的です。

オススメ運動習慣②

ヨガのポーズで卵巣を活性化!

腹式呼吸を意識しながら行うヨガは、自律神経を整えて体と心の緊張をほぐします。股関節を広げたり、骨盤まわりの筋肉を刺激したりするポーズは、卵巣の血流を促し、働きを高める効果が大。

ピラミッドのポーズ

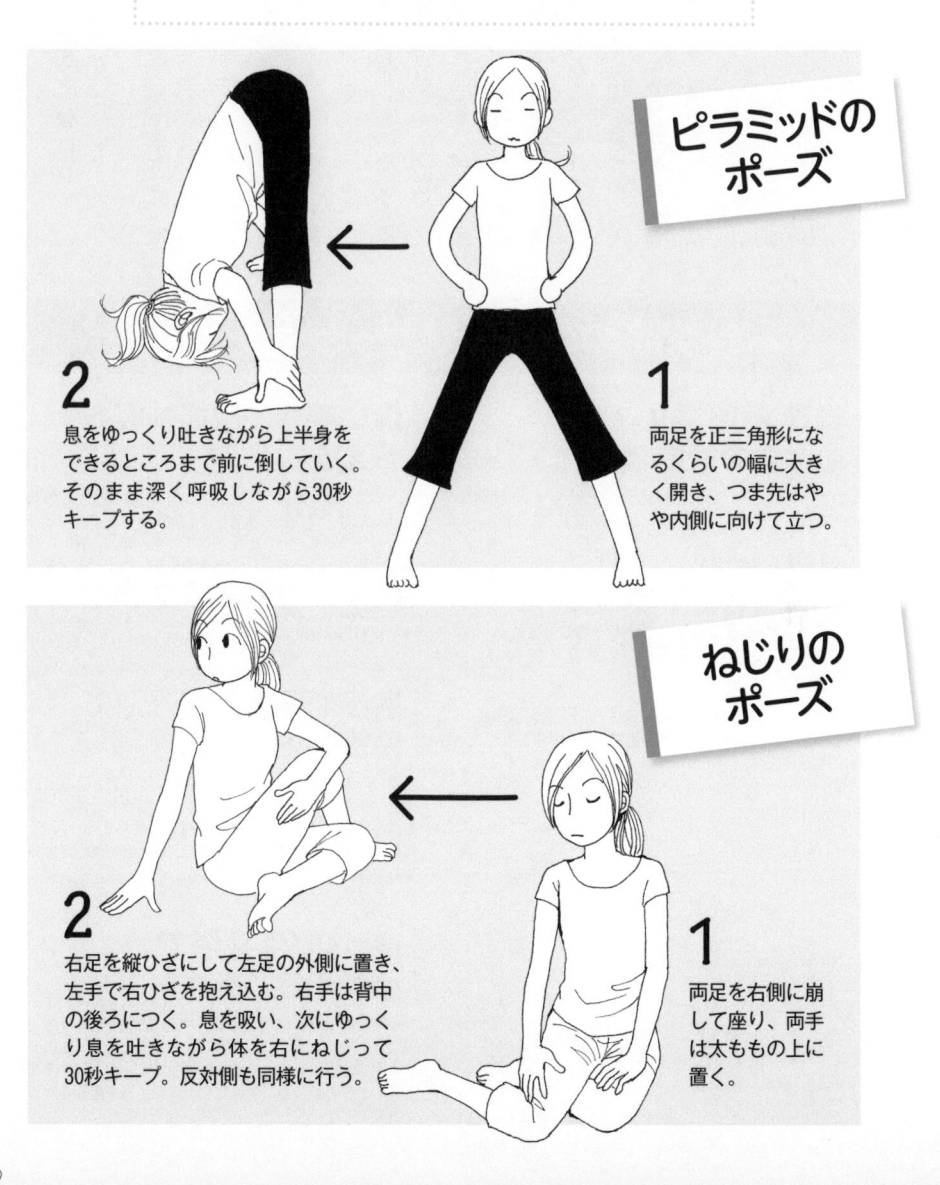

1

両足を正三角形になるくらいの幅に大きく開き、つま先はやや内側に向けて立つ。

2

息をゆっくり吐きながら上半身をできるところまで前に倒していく。そのまま深く呼吸しながら30秒キープする。

ねじりのポーズ

1

両足を右側に崩して座り、両手は太ももの上に置く。

2

右足を縦ひざにして左足の外側に置き、左手で右ひざを抱え込む。右手は背中の後ろにつく。息を吸い、次にゆっくり息を吐きながら体を右にねじって30秒キープ。反対側も同様に行う。

心と体をほぐすリラクゼーション習慣

心地いい、無心になれる時間が必要です

食事や運動も体質改善には重要ですが、「あれを食べなくちゃ」「これもしなくちゃ」と、すべてをタスク化してしまうと、妊活自体がストレスになってしまいます。これでは妊娠の妨げになって、逆効果。

　そんなときは、体と心の緊張を取り除く習慣を、いつもの生活にプラスしてみるのが有効です。例えば入浴や散歩など、ふだん行っていることでもかまいません。自分が、心地いいと感じるものなら、それで十分。リラックスできる時間を持つことで、体内にエネルギーを蓄積させる副交感神経が活発化し、ストレスもたまりにくくなります。

　妊活のことはいったん頭から外して、無心になれる時間を持つことも必要です。

おすすめのリラクゼーション習慣

料理を手作りして心と体の栄養補給

料理好きな人なら、休日に時間と手間をかけて料理に取り組むのもおすすめです。手を使う作業は、無心になるのにぴったり。おいしいものを作って食べれば、心も体も満たされるはずです。

好きな芸術に触れて心を癒す

音楽やアート、映画など、心を癒してくれる作品に触れることも、ストレス解消に効果的です。心が落ち着くことで自律神経のバランスが整い、体の緊張もほぐれるのです。

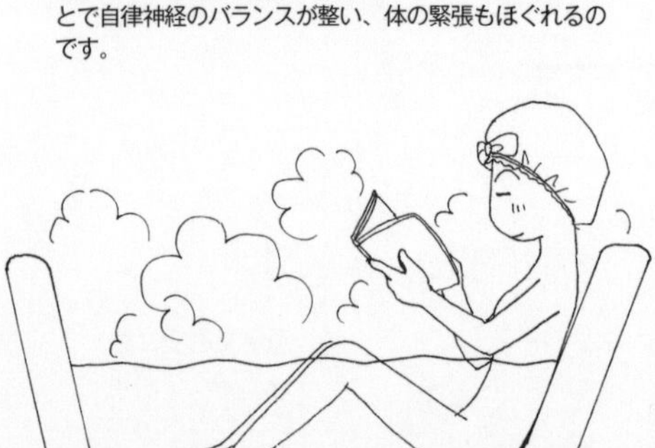

深い呼吸で自律神経を整える

ストレスで体が緊張状態にあると、知らないうちに呼吸は浅くなり、体が酸欠状態に。大量の酸素を必要とする脳や自律神経もダメージを受けてしまいます。深い呼吸法の定番が、腹式呼吸。鼻から深く吸い込んでお腹をふくらませ、次にお腹をへこませながら口からゆっくり息を吐き出しましょう。呼吸に意識を集中することで、気分も落ち着きます。

散歩や適度な日光浴で免疫力を上げる

のんびり散歩をするのも、気分転換には最適。ほどよい運動にもなり、筋肉がほぐれて血流も促進されます。また、日光に含まれる紫外線は、体に害を与える一方で、免疫力を維持する働きもあるので、日光浴を兼ねて歩いてみては。

ゆっくり半身浴で心身の疲れをオフ

38～40℃のぬるめのお湯に胸の下までつかる半身浴。体に負担をかけず、じっくり芯まで温まるので、血行促進などの効果も得られます。好きな本を読んだり、音楽を聞いたりしながら、のんびりバスタイムを楽しんで、心身のコリをほぐしましょう。

column 2

将来の妊娠に備えて受けておきたい予防接種

2013年に全国的に大流行した風疹《ふうしん》。妊婦にまで感染が広がり、生まれてくる赤ちゃんに障害が起きる可能性があるとして、注目を集めました。これをきっかけに、妊娠を希望する女性への、感染症予防接種の必要性も見直されることになりました。

妊娠中に感染すると胎児に影響を与えるものには、風疹のほかに麻疹《ましん》（はしか）、水痘《すいとう》（水ぼうそう）、おたふく風邪などがあります。自分がこれらに感染したことがあるか不明という人は、病院で抗体検査を受けておくことをおすすめします。抗体がない場合は、予防接種を受けておくと安心。ただし、この４つの感染症の予防接種はいずれも、毒性を弱めたウイルスを接種する生ワクチンなので、妊娠中は受けられません。この場合、なるべく人の多い場所への外出を控え、パートナーからの感染を予防するため、夫に予防接種を受けてもらうなどの対処法も考えてください。また、妊娠前に接種した場合は、２か月程度避妊する必要があります。いつか出会う赤ちゃんのために、妊活中から予防接種も考慮に入れ、スケジュールをたてましょう。

主な予防接種の種類

おたふく風邪

流行性耳下腺炎ともいい、ムンプスウイルスによる感染症です。妊婦が感染した場合、妊娠初期では流産の可能性、その後は子宮内胎児死亡の可能性があるとされています。

水痘（水ぼうそう）

水痘・帯状疱疹《たいじょうほうしん》ウイルスによる感染症です。妊娠20週未満で感染すると、わずかな確率ですが、赤ちゃんに低出生体重や皮ふのひきつれ、四肢低形成など特徴的な症状が出るといわれます。妊娠20週後の感染では、出生後の乳幼児期に母体からの感染によって水ぼうそうや帯状疱疹を発症することがあります。

風疹

風疹ウイルスによって起こる感染症です。妊娠20週頃までの女性が感染すると、赤ちゃんの目や耳、心臓などに障害（先天性風疹症候群）が出る可能性が高まります。

麻疹（はしか）

麻疹ウイルスにより感染します。妊娠中に感染すると、流産や早産を起こす可能性があります。

抗体検査とは？

上記の感染症の抗体の有無を血液検査で調べます。基本的に健康保険のきかない自費検査となるため、１つの抗体につき2000～4000円程度が目安。

予防接種の費用は？

成人の場合は健康保険の適用がなく自費となります。費用は病院などで異なり、単独で摂取した場合はそれぞれ5000～7000円程度が目安。２種類以上を混合接種すると、割引があるところも。大流行した風疹については、助成を行っている地方自治体もあります。対象となる条件を満たしているかなど、各自治体の窓口やホームページで確認しましょう。

飲んだら産める!?

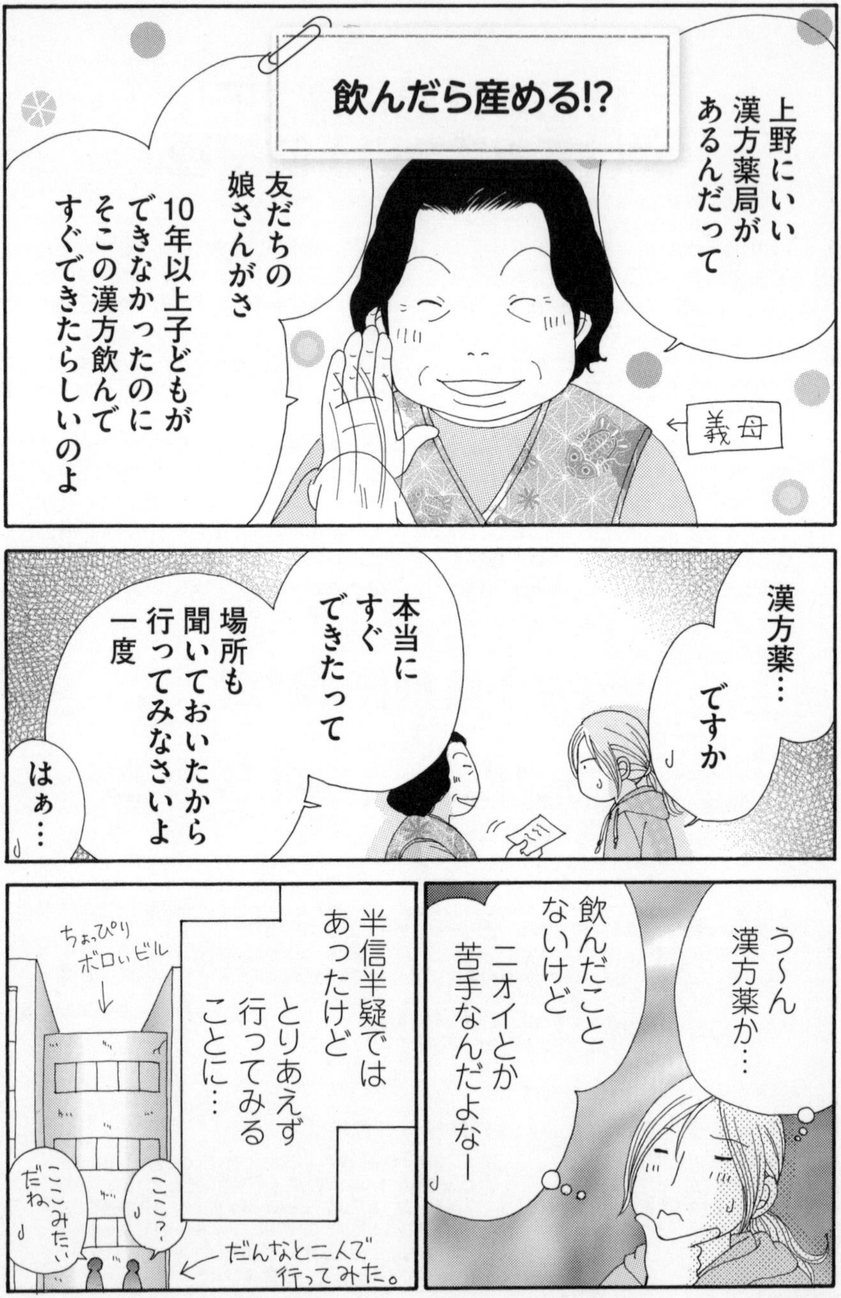

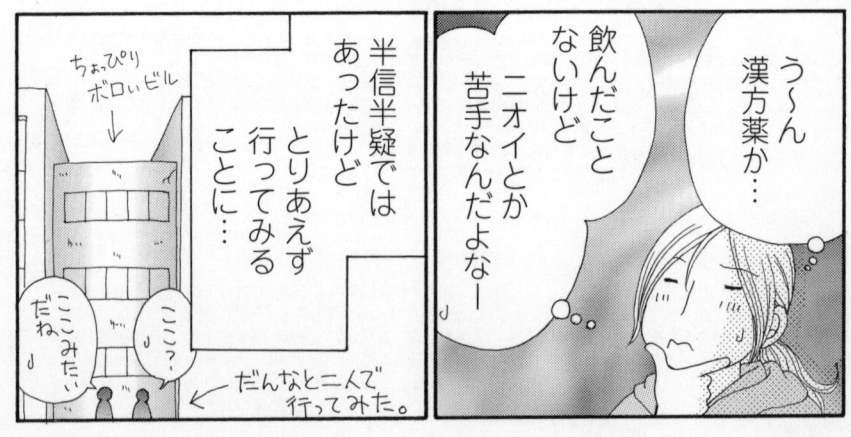

上野にいい漢方薬局があるんだって
友だちの娘さんがさ
10年以上子どもができなかったのにそこの漢方飲んですぐできたらしいのよ
義母
漢方薬…
ですか
本当にすぐできたって
場所も聞いておいたから一度行ってみなさいよ
はぁ…
う～ん漢方薬か…
飲んだことないけど
ニオイとか苦手なんだよなー
半信半疑ではあったけど
とりあえず行ってみることに…
ちょっぴりボロいビル
ここ?
ここみたいだね
だんなと二人で行ってみた。

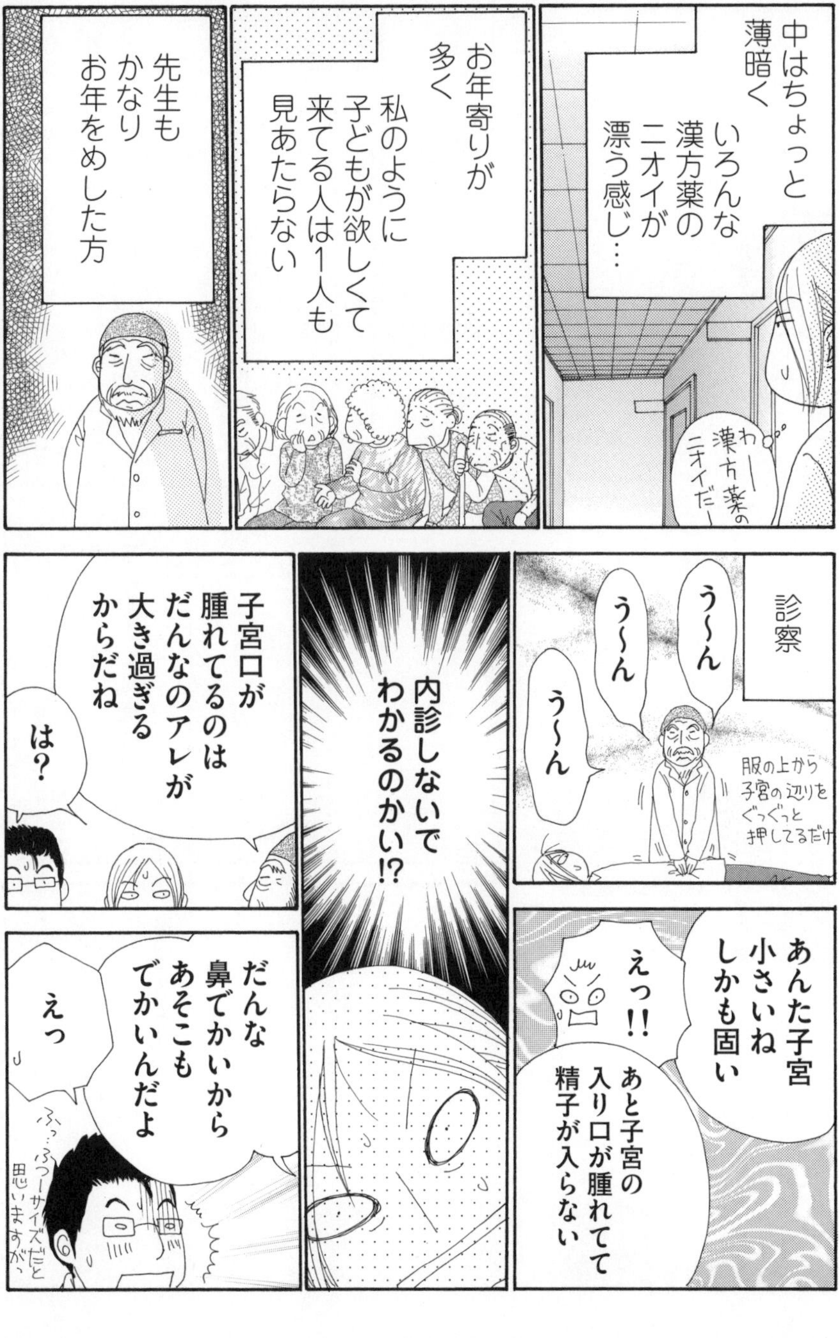
中はちょっと薄暗く
いろんな漢方薬のニオイが漂う感じ…
わー漢方薬のニオイだー
お年寄りが多く
私のように子どもが欲しくて来てる人は1人も見あたらない
先生もかなりお年をめした方
診察
う〜ん
う〜ん
う〜ん
服の上から子宮の辺りをぐっぐっと押してるだけ
あんた子宮小さいね しかも固い
えっ!!
あと子宮の入り口が腫れてて精子が入らない
内診しないでわかるのかい!?
子宮口が腫れてるのはだんなのアレが大き過ぎるからだね
は?
だんな鼻でかいから あそこもでかいんだよ
えっ
ふっ…ふつーサイズだと思いますが、

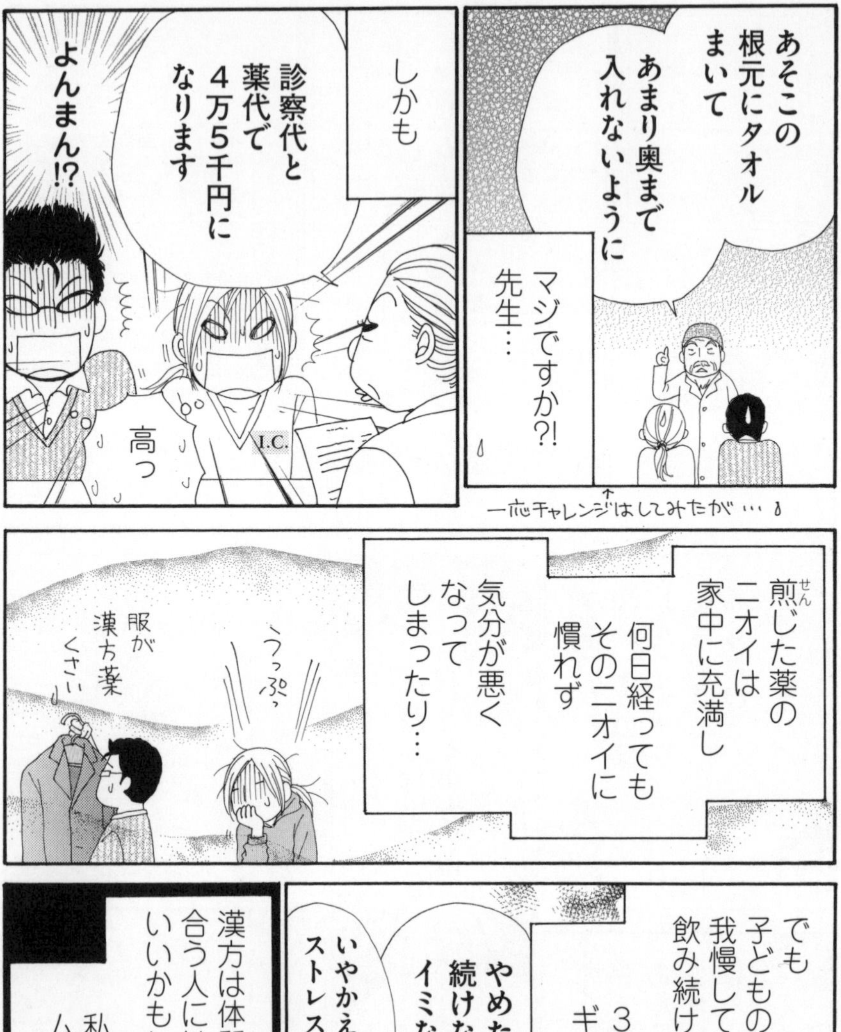
あそこの根元にタオルまいて
あまり奥まで入れないように
マジですか?! 先生…
一応チャレンジはしてみたが…
しかも
診察代と薬代で4万5千円になります
よんまん!?
高っ
I.C.
煎《せん》じた薬のニオイは家中に充満し
何日経ってもそのニオイに慣れず
気分が悪くなってしまったり…
うっぷっ
服が漢方薬くさい
でも子どものためと我慢して飲み続けたが
3か月でギブアップ
やめたの? 続けないとイミないのに
いやかえってストレスだったんで
←義母
漢方は体質に合う人にはいいかもしれないけど
私は残念ながらムリでした

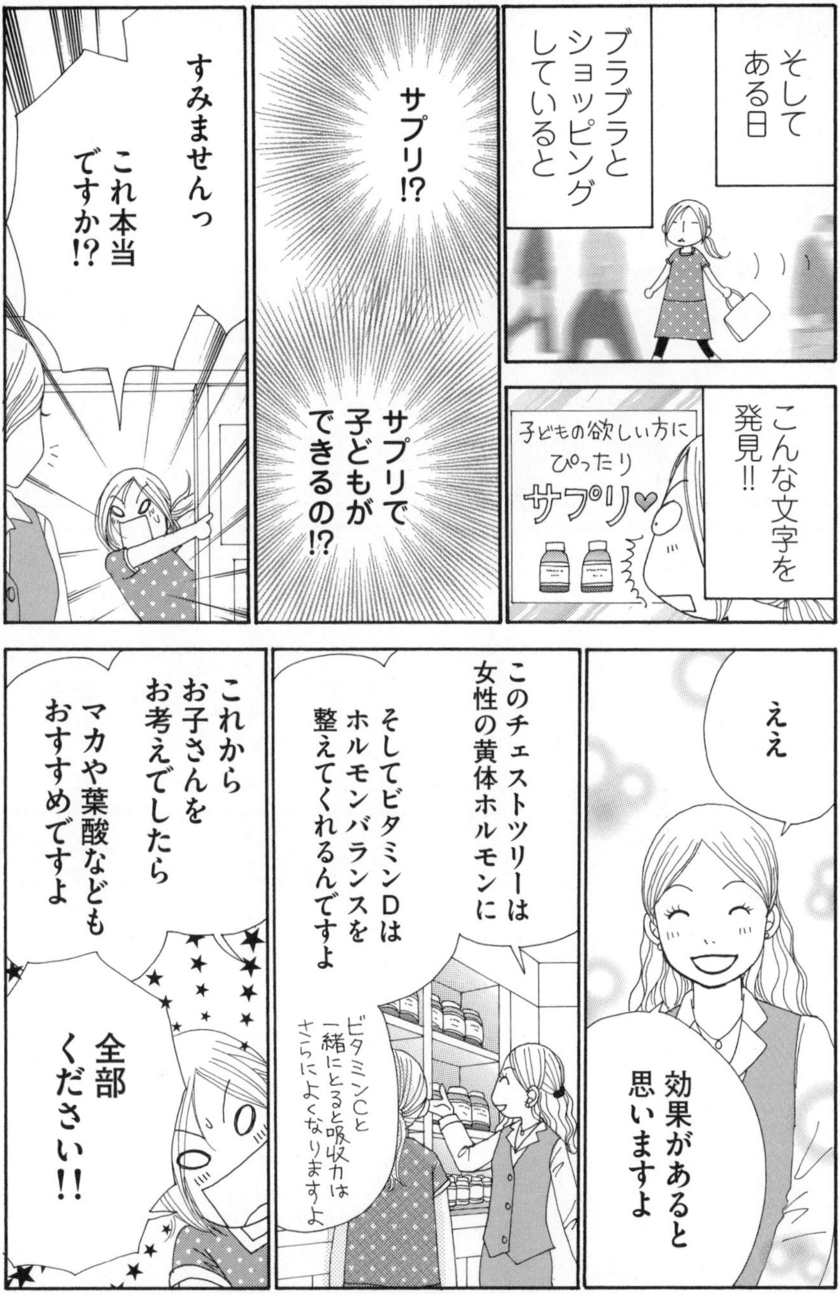
そしてある日
ブラブラとショッピングしていると
こんな文字を発見!!
子どもの欲しい方にぴったりサプリ♥
サプリ!?
サプリで子どもができるの!?
すみませんっ
これ本当ですか!?
ええ
効果があると思いますよ
このチェストツリーは女性の黄体ホルモンに
そしてビタミンDはホルモンバランスを整えてくれるんですよ
ビタミンCと一緒にとると吸収力はさらによくなりますよ
これからお子さんをお考えでしたらマカや葉酸などもおすすめですよ
全部ください!!

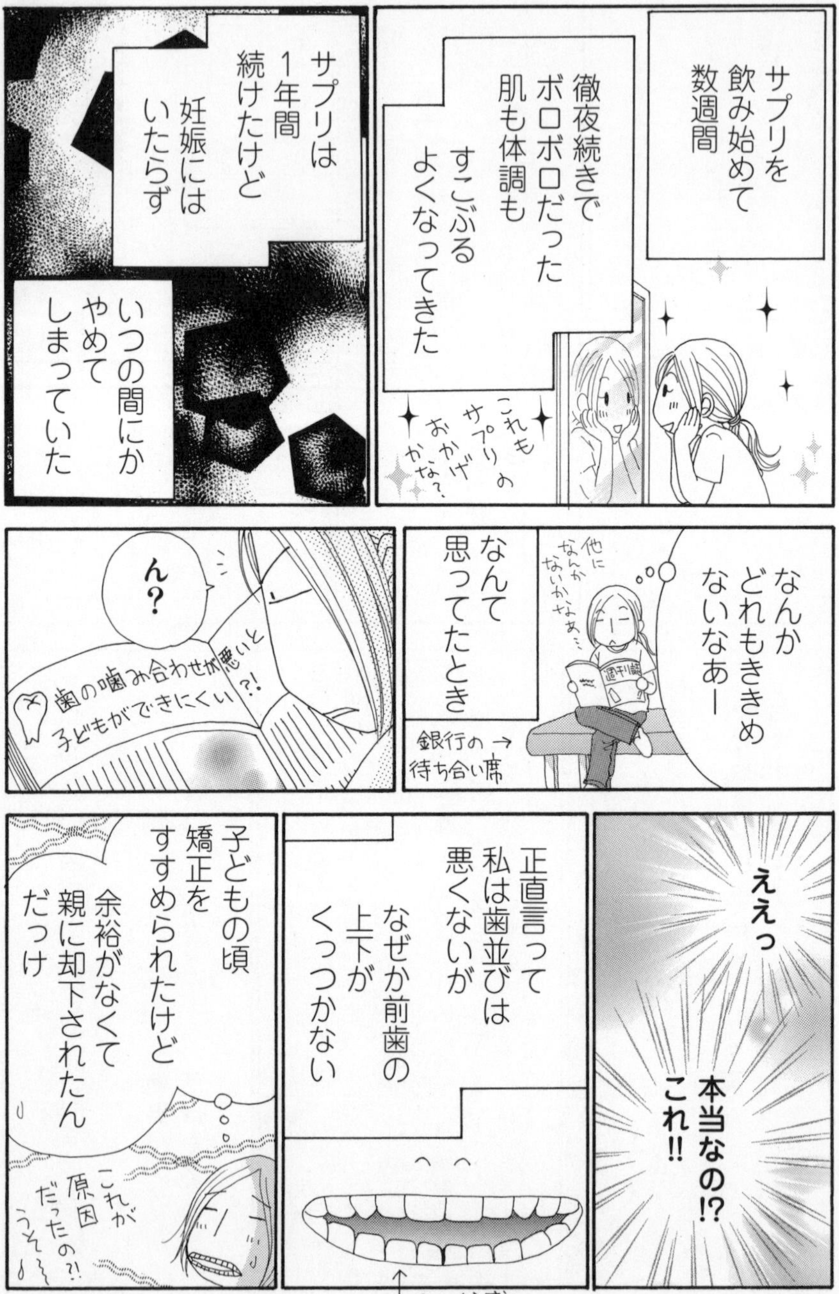
サプリを飲み始めて数週間
徹夜続きでボロボロだった肌も体調もすこぶるよくなってきた
これもサプリのおかげかな？
サプリは1年間続けたけど妊娠にはいたらず
いつの間にかやめてしまっていた
なんかどれもききめないなあー
他になんかないかなあ…
なんて思ってたとき
銀行の→待ち合い席
ん？
歯の噛み合わせが悪いと子どもができにくい?!
ええっ
本当なの!? これ!!
正直言って私は歯並びは悪くないが
なぜか前歯の上下がくっつかない
こんな感じ。
子どもの頃矯正をすすめられたけど
余裕がなくて親に却下されたんだっけ
これが原因だったの?! うそ〜

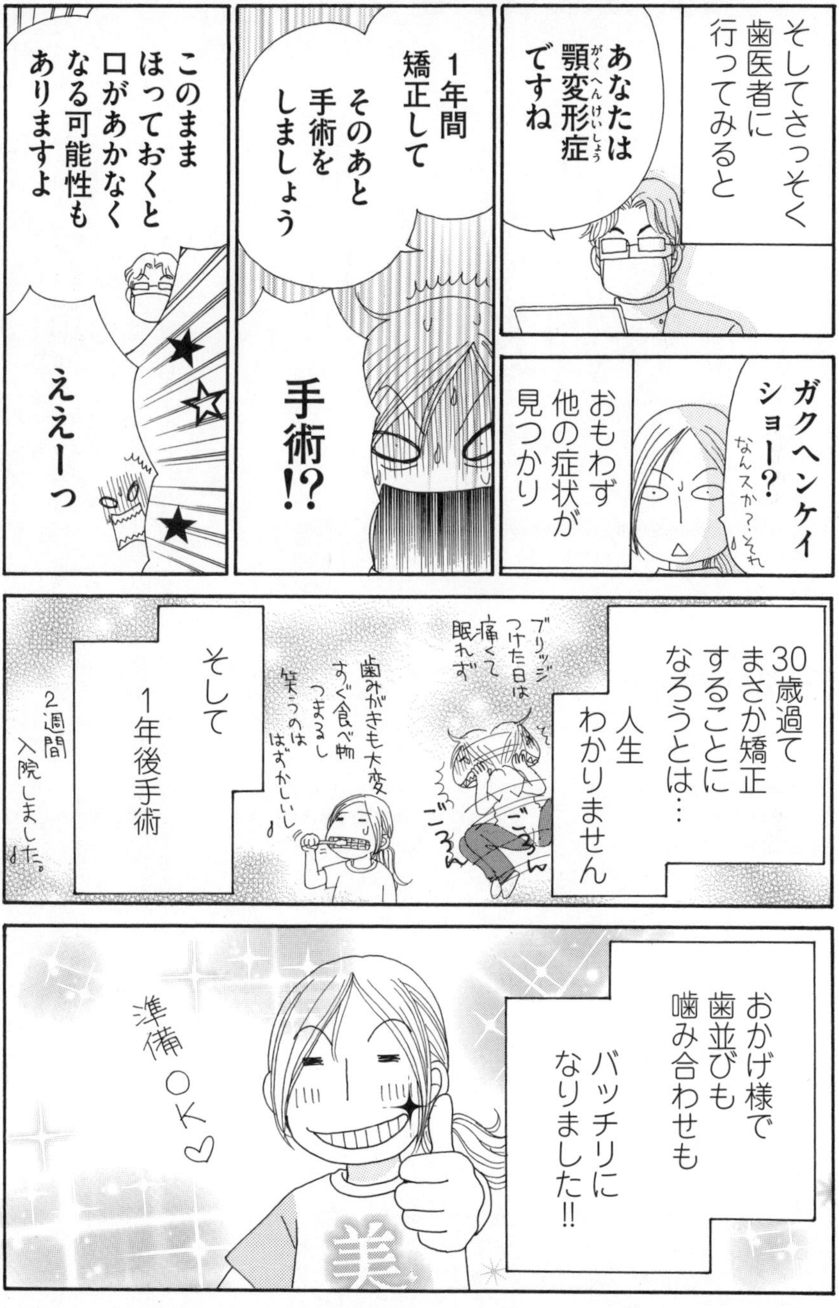
そしてさっそく歯医者に行ってみると
あなたは顎変形症《がくへんけいしょう》ですね
ガクヘンケイショー?
なんスか?それ
おもわず他の症状が見つかり
1年間矯正して そのあと手術をしましょう
手術!?
このままほっておくと口があかなくなる可能性もありますよ
ええーっ
30歳過て まさか矯正することになろうとは… 人生わかりません
ブリッジつけた日は痛くて眠れず
ごろん ごろん
歯みがきも大変 すぐ食べ物つまるし 笑うのははずかしいし♪
そして 1年後手術
2週間入院しました♪
おかげ様で歯並びも噛み合わせもバッチリになりました!!
準備OK♡
美

初級編

action 3

妊娠体質へと導く 自然療法を取り入れよう

世界中で古くから受け継がれてきたさまざまな自然療法。体に本来備わっているパワーを目覚めさせ、妊娠しやすい体へと改善するのに有効なものもあり、注目を集めています。

自然療法とは？

体が持っている妊娠力を引き出す！

体に本来備わっている健康になろうとする力を引き出し、症状の改善に導くのが自然療法です。これは代替療法とも呼ばれ、欧米などでは従来の医療を補完する治療法として、一般的に取り入れられています。

日本でも、妊娠力を高める効果が期待できるとして注目され、鍼灸《しんきゅう》やアロマテラピーなどを妊活に取り入れる人が年々増えています。ただ、効果には個人差があり、気分が悪くなるなどの症状がでるようなことがあれば、無理をせず中止しましょう。

主な自然療法の種類

アーユルヴェーダ

インドの伝統医学。病気になりにくい心身になるという予防医学の側面が強く、日本ではオイルを使ったマッサージなどの施術が知られています。

鍼灸

東洋医学の基本概念で、生命エネルギーである「気」の出入り口となる「経穴《けいけつ》（ツボ）」を、はりやお灸で刺激することにより、不調を改善します。

気功

中国の伝統的な代替療法で、体操や呼吸法、瞑想《めいそう》などによって体の中に「気」を取り込み、循環させて、健康な状態へと導きます。

アロマテラピー

植物から抽出した精油を用いる民間療法。芳香をかぐ、マッサージなどで皮膚から吸収するといった方法で、精油の成分を心身に作用させます。

リフレクソロジー

反射療法ともいい、足裏などにある反射区といわれる部位を刺激することで、対応する体の各器官の働きを活性化して、自然治癒力を高めます。

ツボ刺激で妊娠力を引き出す

生理不順や月経痛など子宮やホルモンバランスの不調が招く症状は、不妊の要因に。ツボの中には、こうした不調の改善につながるものもあります。ツボの場所は決まっているので、それを目安に指またはツボ押し用のグッズなどを使って刺激します。指と指の間など狭い部位は、ボールペンなどを使うと◎。痛くなるまで強く押す必要はなく、気持ちいい感覚を重視して。満腹時や極度な空腹時のツボ押しは、気分が悪くなる恐れもあるので避けましょう。

（三陰交《さんいんこう》）

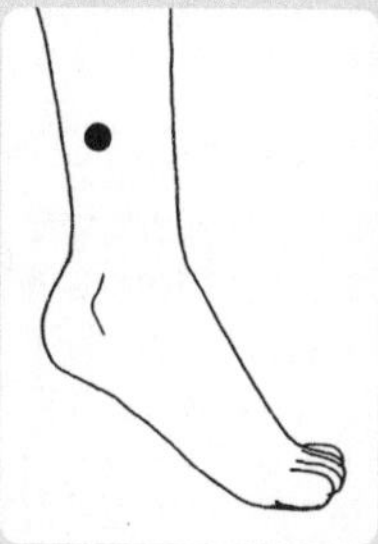

内くるぶしの一番高いところから、指幅４本上で、すねの骨の内側のくぼみ。

この症状を改善！

- 冷え
- 生理痛
- 生理不順
- ストレスによるイライラ

（血海《けっかい》）

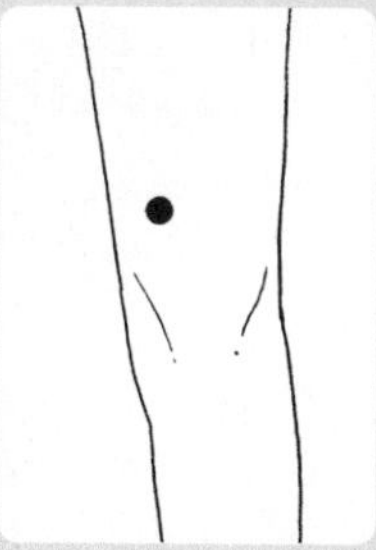

ひざのお皿の内もも側の上端から、指幅３本上で、少し盛り上がったあたり。

この症状を改善！

- 冷え
- 生理痛
- ストレスによるイライラ
- ホルモンバランスの乱れ

（足三里《あしさんり》）

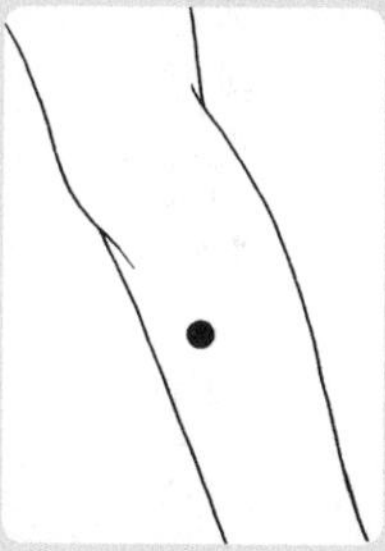

ひざのお皿の外側のくぼみから指幅４本下で、すねの外側のくぼんだところ。

この症状を改善！

- 冷え
- むくみ
- 自律神経の不調

（気海《きかい》）

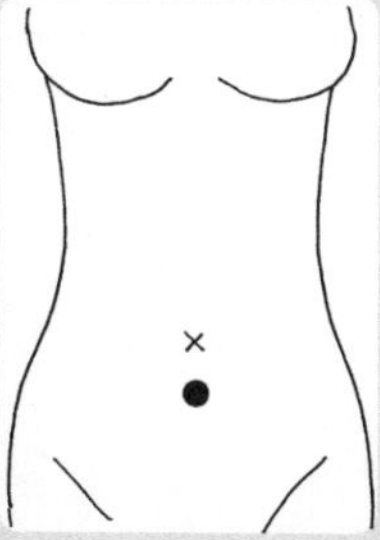

おへその中央から、指幅２本分下。

この症状を改善！

- 生理痛
- 生理不順
- ストレスによるイライラ
- ホルモンバランスの乱れ

（腎兪《じんゆ》）

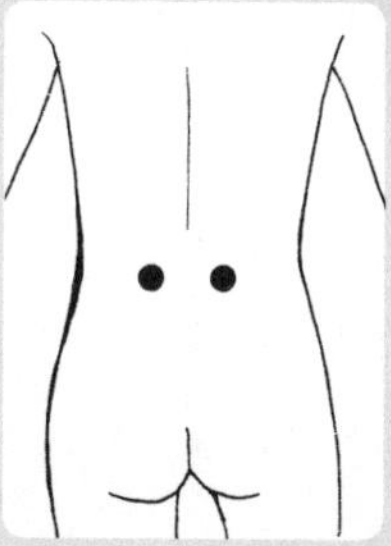

腰の一番細い部分で、背骨の中央から左右に指幅２本分外側。

この症状を改善！

- 冷え
- 生理不順
- 自律神経の不調
- ホルモンバランスの乱れ

自分でできる自然療法❷

リフレクソロジーでホルモンバランスを調整

足にある反射区は、体のすべての臓器や器官と呼応しています。妊娠力に関連するのは、主に足裏のかかと部分や、足側面のくるぶし周辺にある生殖器官の反射区。そして、すべてのホルモンのバランス調整に関わる脳下垂体の反射区は、足裏の親指にあります。手でもんでマッサージしたり、指で押して刺激したりして、それぞれの働きを活性化することで、妊娠力アップが期待できます。

足裏

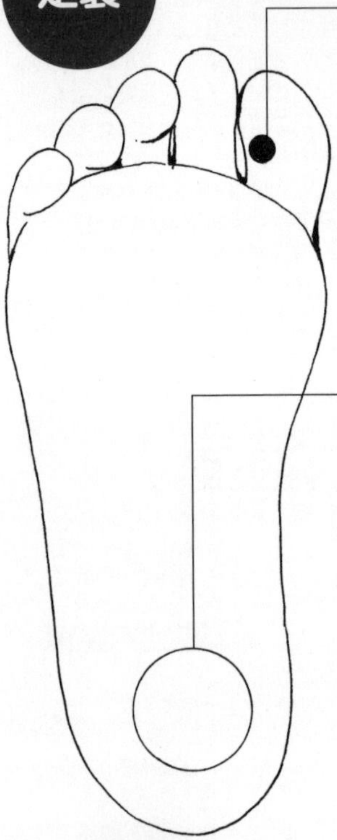

脳下垂体

左右の足の親指のやや内側よりにあるのが、さまざまなホルモン分泌の指令を出す脳下垂体の反射区。人さし指の第2関節で押す、親指と人さし指でもみほぐすなどの方法で刺激することで、ホルモン全体のバランスが整います。

生殖器

左右のかかとのほぼ全体にわたって存在するのが、骨盤内部にある子宮や卵巣など生殖器の反射区です。生理不順などのトラブルがあると、かかとが硬くひび割れてしまうことも。両手でやわらかくなるまでマッサージしておきましょう。

内側面

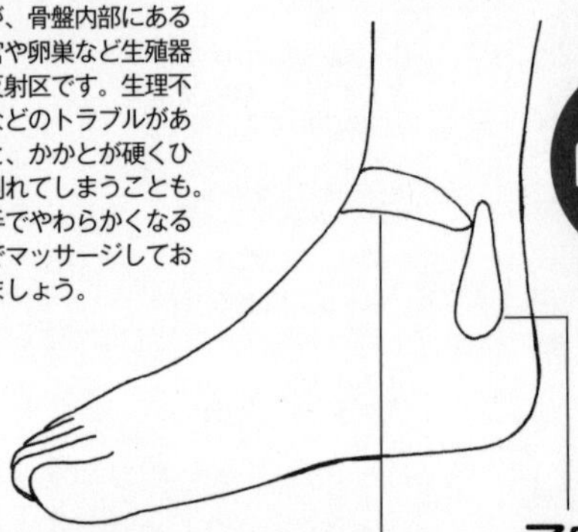

子宮

左右の足側面の内側で、くるぶしの下のかかとの骨あたりにあるのが、子宮の反射区。洋ナシのような形で存在します。子宮内膜の調子を整えて妊娠しやすい状態にするには、指で押したりさすったりしてていねいにほぐすのが効果的です。

外側面

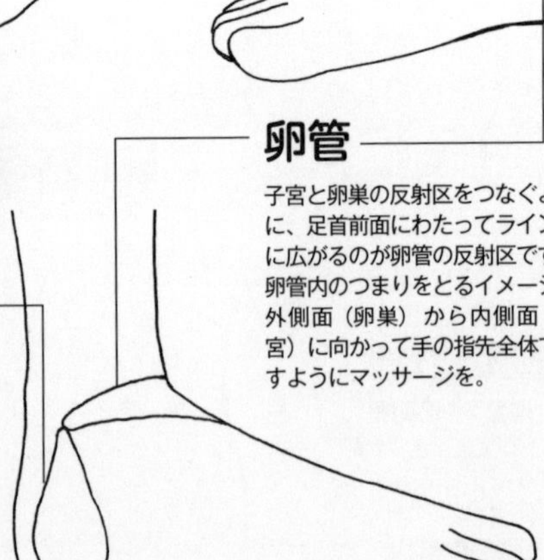

卵巣

左右の足側面の外側で、くるぶしの下にある卵巣の反射区は、子宮と同様に洋ナシのような形をしています。指を使ってしっかりもみほぐして、排卵障害などのトラブルを予防しましょう。

卵管

子宮と卵巣の反射区をつなぐように、足首前面にわたってライン状に広がるのが卵管の反射区です。卵管内のつまりをとるイメージで、外側面（卵巣）から内側面（子宮）に向かって手の指先全体で流すようにマッサージを。

自分でできる自然療法❸

アロマテラピーでリラクゼーションを

アロマテラピーの2つの効果

1. 精油の香りをかぐことで脳を刺激して、自律神経やホルモン分泌に作用する効果
2. 精油の細かい分子が皮ふに浸透して血液に吸収され、体全体に作用する効果

植物由来の精油は種類が豊富で、それぞれの芳香成分によって、心身への作用が異なります。家庭での取り入れ方は、マッサージオイルや入浴剤、芳香剤として使うのがポピュラー。ただし、精油は天然由来100%のものでなければ、十分な効果が得られません。安価なアロマオイルやアロマキャンドルなどには、合成香料で香りづけしたものも多いので、アロマテラピー専門店で購入するのが安心です。

妊活に役立つ精油はこれ！

イランイラン

ストレスによる心身の緊張をほぐして、リラックスした状態に導きます。子宮の働きを活性化したり、生理痛の改善にも効果が期待できます。

ローズ

女性のための万能オイルで、血行を促して生殖機能を高めてくれるという報告があります。月経前症候群や生理痛が緩和される人もいます。

ブラックコホシュ

女性ホルモンと似た作用をもたらす成分を含有。ホルモンバランスを整えて、自律神経の働きを正常にし、精神を安定させるといわれています。

クラリセージ

心の緊張をやわらげて、明るい気分にしてくれます。子宮の働きをよくして生理周期を整えるとされ、生理不順や無月経の人に人気です。

ゼラニウム

イライラを鎮めて、心やホルモンのバランスを調整してくれると考えられ、生理不順など子宮のトラブルによいとされています。

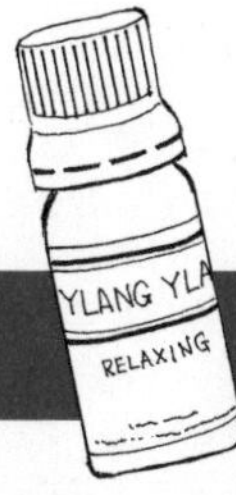

アロマテラピーの取り入れ方

※精油は濃厚なエキスなので、原液を他の植物油（ベースオイル）などで薄めてから使用します。

アロマ入浴

アーモンドオイルなどのベースオイル10mℓに対し、好みの精油５滴の割合でたらしてから、ややぬるめに設定したお風呂のお湯に混ぜます。ゆっくりとつかる半身浴で、アロマ効果を実感しましょう。

アロママッサージ

ホホバオイルやマカデミアナッツオイルなどのベースオイル５mℓに対し、好みの精油１滴の割合でたらして、マッサージオイルを作ります。オイルを手にとって、やさしくなじませるように手や体などに広げながらマッサージします。

自分でできる自然療法④

漢方・ハーブの力で体質改善

漢方

東洋医学の考えに基づき、薬効成分を含む動植物などの生薬を用いる漢方医学。漢方薬局で購入する場合は、症状とその人の「体質」にあわせ、複数の生薬を組み合わせて処方するのが特徴で、煮出して飲むものが中心。いまでは病院で処方されて医療保険の適用となるものも増えています。冷え症や生理不順などの体質改善に有効なことから、不妊治療でも取り入れられることが多くなりました。

漢方医学で用いる「体質」と適した漢方薬の一例

体質	特徴	適する漢方
虚証《きょしょう》	やせ型、または水太りタイプ。冷え症で体力がなく、胃腸が弱い。	**温経湯《うんけいとう》** 血液のめぐりをよくして体を温め、ホルモンバランスを整える。生理不順や生理痛を改善。
中間証《ちゅうかんしょう》	虚証と実証の中間タイプ。	**当帰芍薬散《とうきしゃくやくさん》** 血行を促し、冷え症や貧血症状を改善。生理痛などにも効果があります。
実証《じっしょう》	筋肉質、または固太りタイプ。暑がりで体力があり、胃腸も丈夫。	**桂枝茯苓丸《けいしぶくりょうがん》** 体内の熱のバランスを整えて、子宮などの炎症を鎮め、ホルモンバランスを調整。

ハーブ

アロマテラピーと同様に植物の持つパワーを心身に取り入れるものに、ハーブがあります。香りを楽しむだけでなく、種類によっては料理の香辛料やハーブティーとしても利用できる点が、大きな特徴。とくにホットのハーブティーは、ひと息ついてリラックスするのにぴったり。体もポカポカに温まるので、妊娠力アップにも活躍します。

妊活におすすめのハーブティー

エルダーフラワー

心身の緊張をほぐし、不安な気持ちを和らげるなどのリラックス効果が期待できます。

ラズベリーリーフ

子宮や骨盤に作用して、婦人科系トラブルの改善に効果をもたらすといわれています。

セージ

女性ホルモンを活性化し、生殖器の機能を高めるとされ、体の老化も防ぐと人気のお茶です。

カモミール

血流を促して子宮の働きを活性化し、生理痛の改善にも役立つとの報告があります。

POINT 複数のハーブをブレンドして、好みの味や香りのお茶を楽しむのもおすすめです。

サプリメントを上手に取り入れよう

食事だけでは不足しがちな栄養素や、体質改善のためにとり入れたい健康成分などは、サプリメントで手軽に摂取するのが効率的です。ただし、食事で栄養をとるのが基本なので、サプリに頼り過ぎないようにしましょう。

イソフラボン

女性ホルモンのエストロゲンと似た作用があり、高い抗酸化力も期待できます。

マカ

たんぱく質や鉄分、カルシウム、亜鉛など妊活に必須の栄養素が豊富に含まれています。

フィッシュオイル

魚の油に含まれるEPAやDHAは、血液をサラサラにして血流を改善する働きがあるといわれます。

コエンザイムQ10

エネルギー代謝などに関わる体に不可欠な成分で、細胞を活性酸素から守る作用もあります。

専門家の施術で自分の体を見つめ直す

セルフケアに取り入れられる自然療法の手法だけでなく、専門家の手で本格的に治療する方法もおすすめです。最近では、病院での不妊治療と並行して、鍼灸院などに通う人も増加しています。

自分では自覚できない体の不調サインを読み取ってもらうことで、生活スタイルを見直すきっかけになることもあるのです。

鍼灸院

鍼灸師の国家資格保持者によって、はりや灸を用いた経穴（ツボ）刺激の施術が受けられます。治療費は、医師の同意書などがある場合を除いて基本的には健康保険の適用外。各院が自由に設定でき、60分5000円～１万円程度が目安。症状によって異なりますが、即効性を求める治療ではないので、何回か続けて通院するのが一般的です。

整体・カイロプラクティック

主に手足による手技によって、体全体の骨格や関節の歪《ゆが》み、ズレを矯正し、骨格筋を調整することで、症状や不調の改善を期待する健康法の１つです。中医学に基づく整体や、欧米伝来の手法を取り入れたカイロプラクティックなど、手技手法、理論は多様で、施術者に国家資格は必要ありません。施術料は店舗により異なり、10分1000円ほどが平均的。

接骨院・整骨院

柔道整復師の国家資格を持つ施術者が、主に骨折や脱臼《だっきゅう》、ねんざ、打撲などの治療を、独自の手技で行う医療施設です。柔道整復術とは、人間の自然治癒力を引き出す、日本の伝統医療。施設や治療内容によっては、健康保険の適用が認められる場合もあります。保険適用なら、１回の治療で1000円前後を目安にしましょう。

病院に行こう！

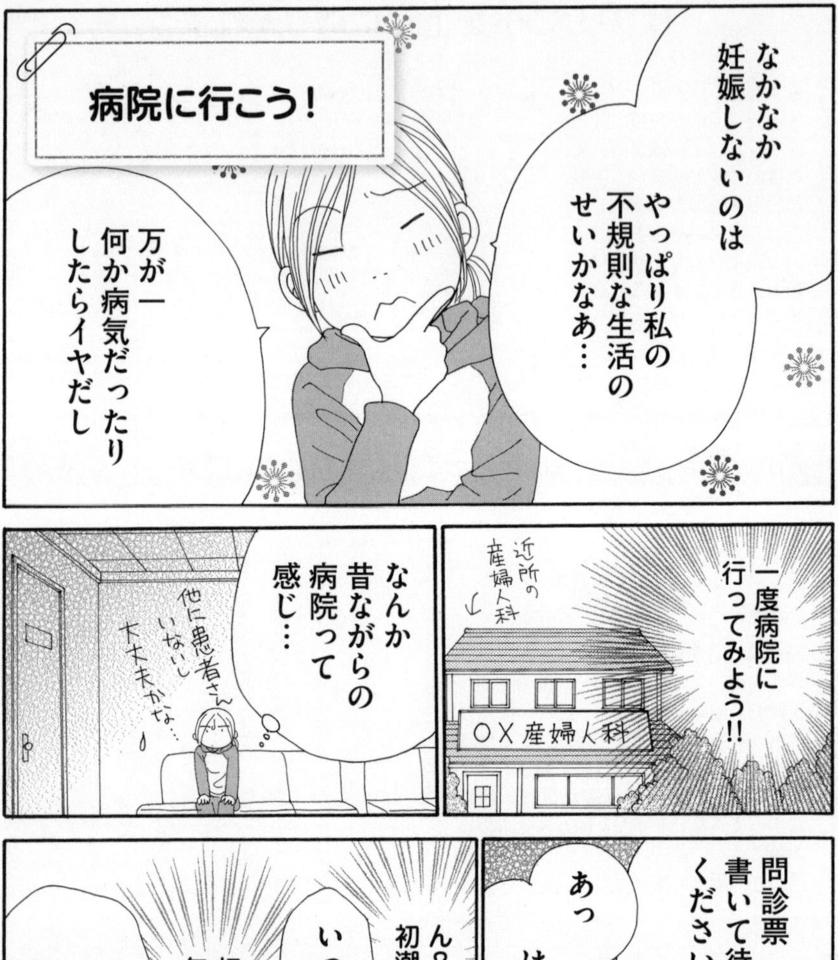

なかなか妊娠しないのは やっぱり私の不規則な生活のせいかなあ…
万が一何か病気だったりしたらイヤだし
一度病院に行ってみよう!!
近所の産婦人科
○×産婦人科
なんか昔ながらの病院って感じ…
他に患者さんいないし大丈夫かな…
問診票書いて待っててくださいね
あっ はい
受付
ん？初潮？
いつだっけ？
初体験の年齢？
うそー こんなの書くの!?
プライバシーの侵害じゃんっ

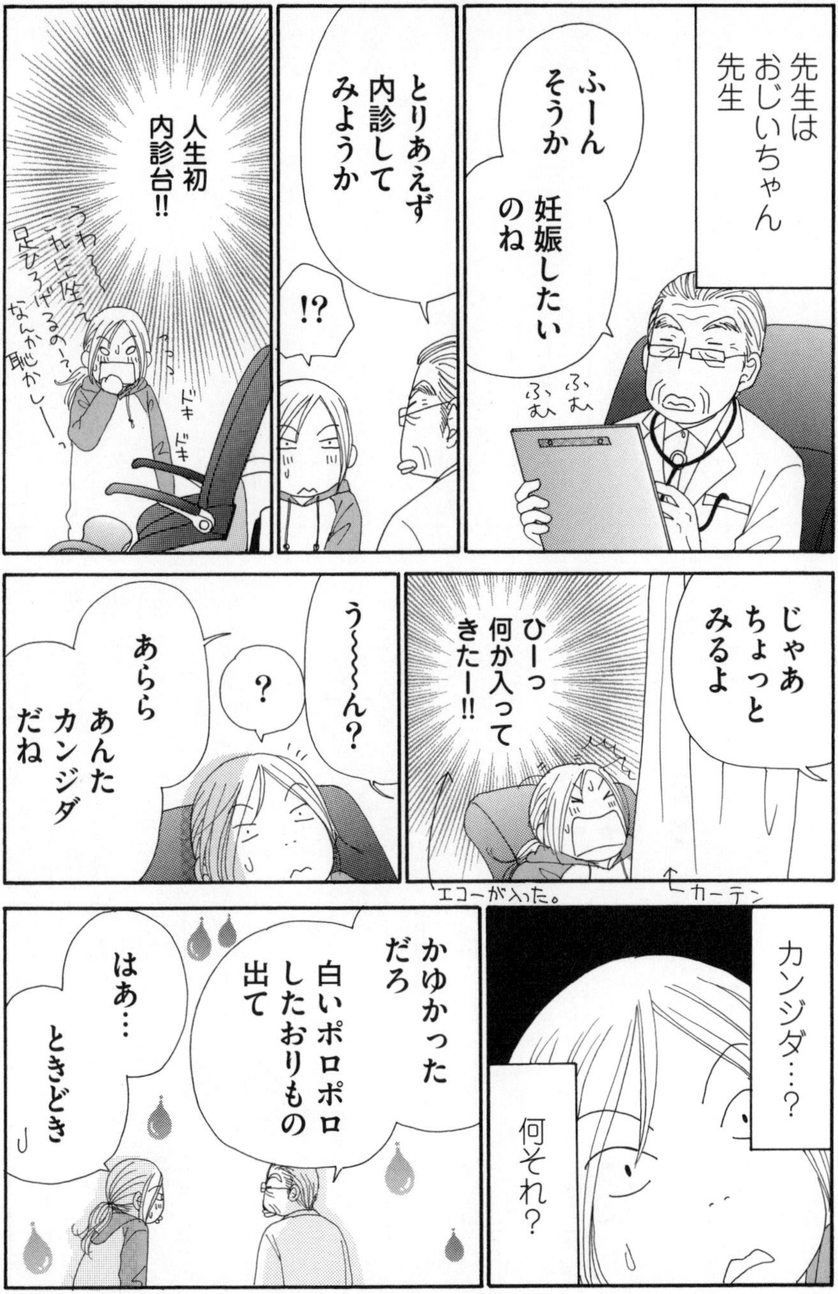
先生はおじいちゃん先生
ふーん そうか 妊娠したいのね
ふむふむ
とりあえず内診してみようか
!?
人生初内診台!!
うわ〜〜 これに座って足ひろげるの〜って なんか恥かし〜っ
ドキドキ
じゃあ ちょっとみるよ
ひーっ 何か入ってきたー!!
カーテン
う〜〜〜ん?
?
あらら あんたカンジダだね
エコーが入った。
カンジダ…?
何それ?
かゆかっただろ 白いポロポロしたおりもの出て
はあ… ときどき

あんた仕事してんの？
まあ一応…
まんが家だとはなんとなく言いづらい
カンジダはね疲れやストレスで免疫力が落ちるとなりやすいんだよ
たしかに
疲れてるしストレスもたまりまくり
でもほっとくと不妊の原因になるかもしれん
えっ
治りますかっ!? 先生っ
治る治る2週間程薬を続けてりゃ治るさ
本当ですねっ!?
しつこいねあんた
そしてなんとかカンジダは治りましたが
えっ
あそこの産婦人科行ったの!?
義姉
はい近かったんで
ダメダメあそこは誰も行かないよ古いしさー
そーなんですか？
そんなに悪くもなかったけど…

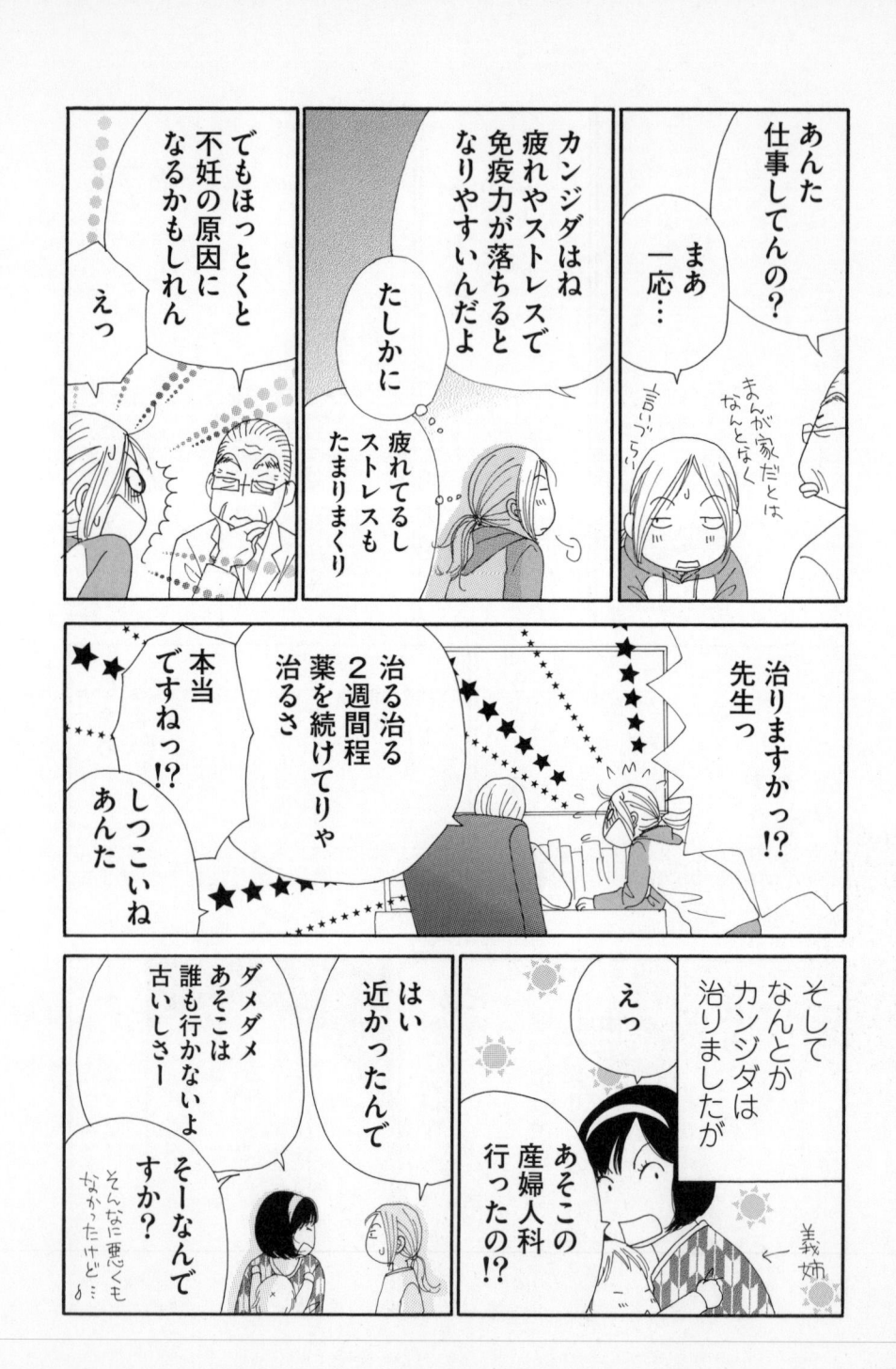

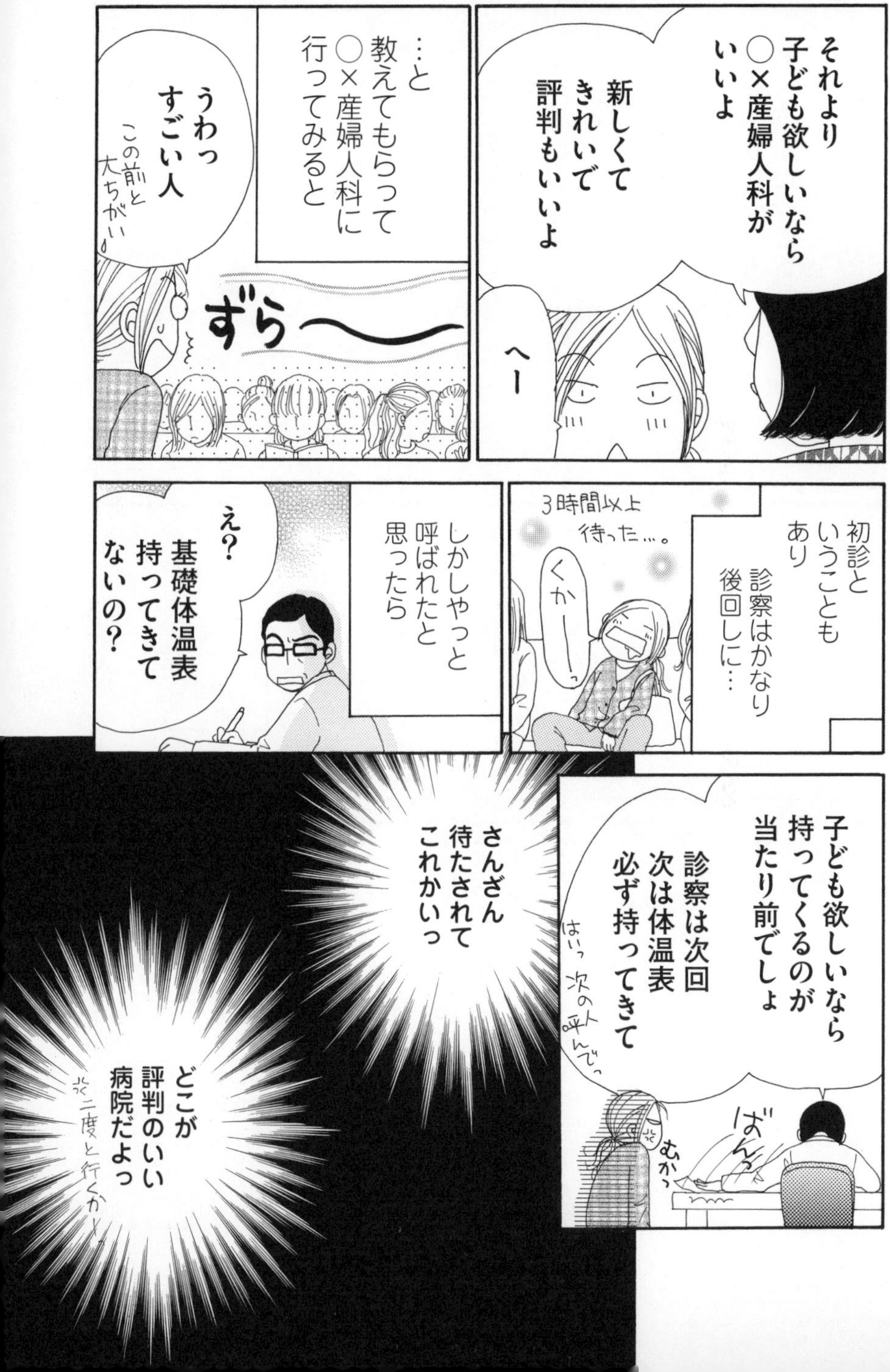
それより子ども欲しいなら○×産婦人科がいいよ
新しくてきれいで評判もいいよ
へー
…と教えてもらって○×産婦人科に行ってみると
うわっすごい人
この前と大ちがい
ずら〜〜〜
初診ということもあり診察はかなり後回しに…
3時間以上待った…。
くかー…っ
しかしやっと呼ばれたと思ったら
え? 基礎体温表持ってきてないの?
子ども欲しいなら持ってくるのが当たり前でしょ
診察は次回 次は体温表必ず持ってきて
はいっ次の人呼んでっ
ばんっ
むかっ
さんざん待たされてこれかいっ
どこが評判のいい病院だよっ
二度と行くかっ

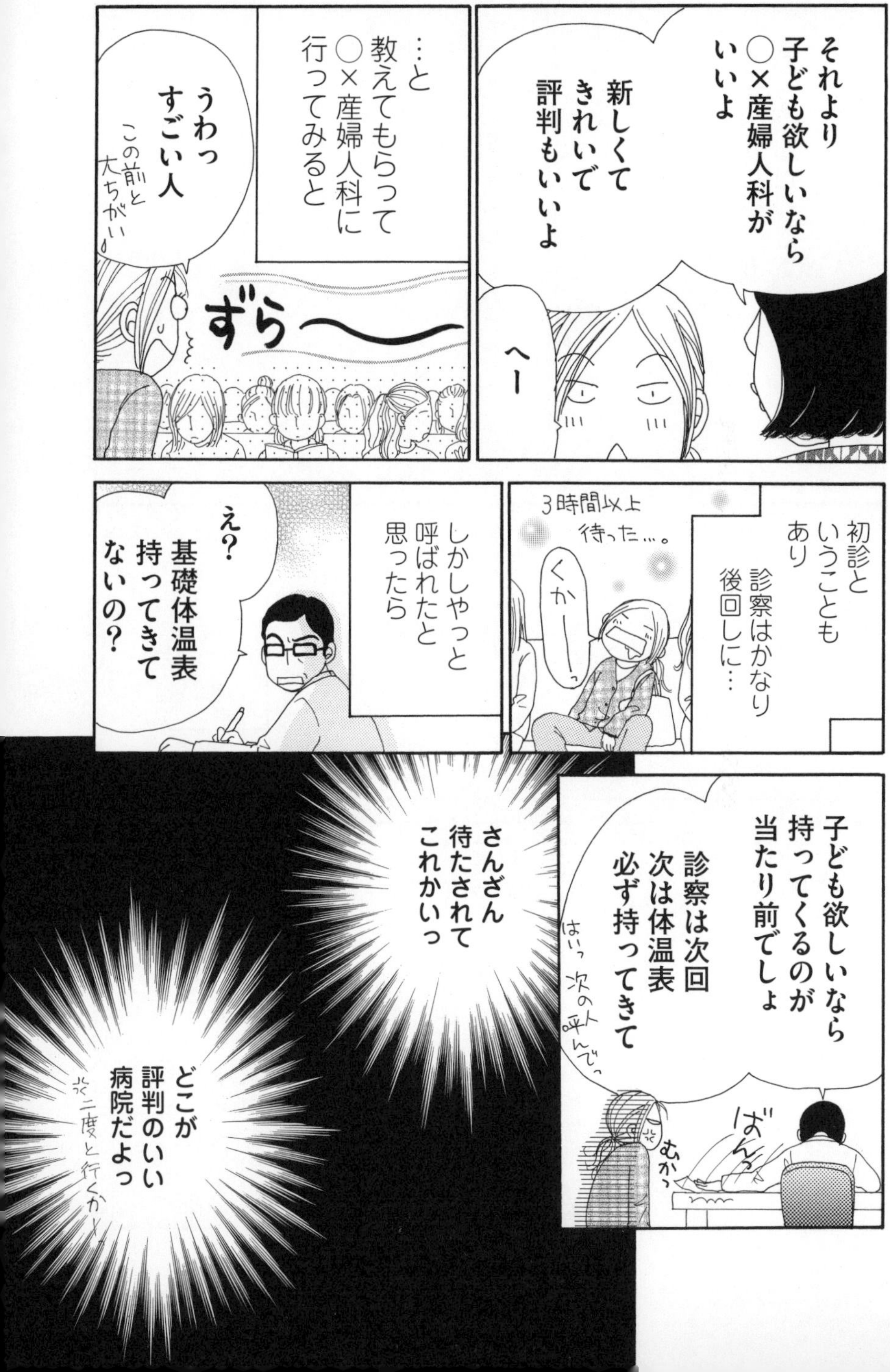

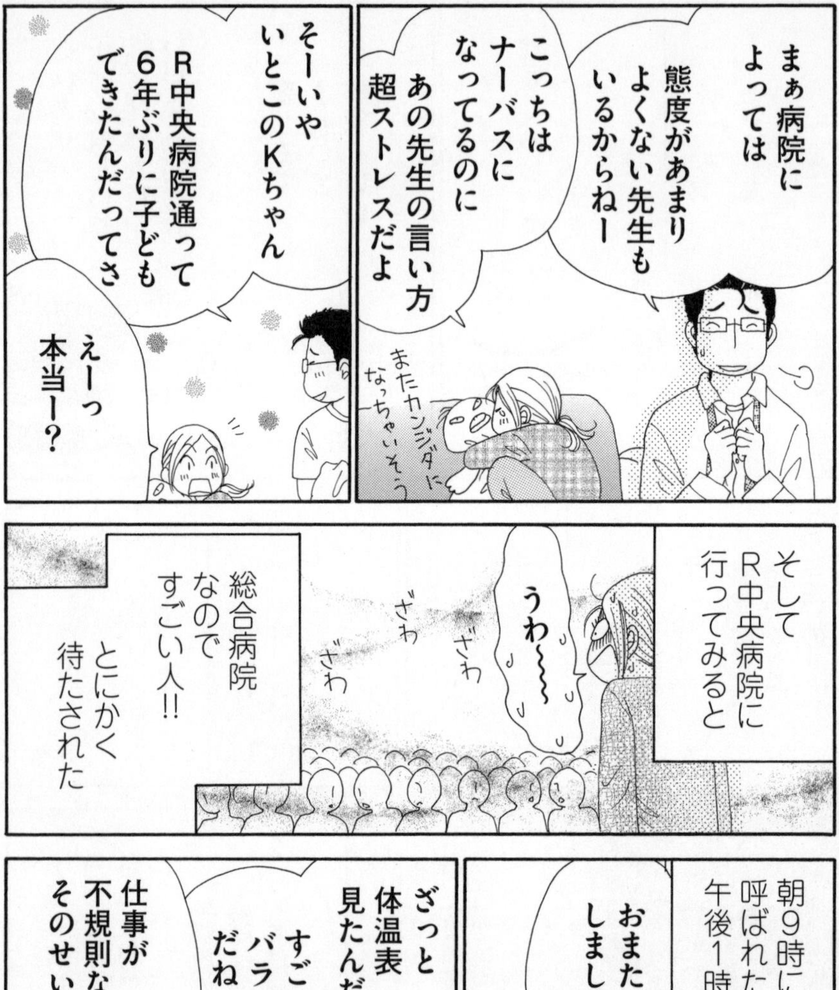
まぁ病院によっては
態度があまりよくない先生もいるからねー
こっちはナーバスになってるのにあの先生の言い方超ストレスだよ
またカンジダになっちゃいそう
そーいやいとこのKちゃん
R中央病院通って6年ぶりに子どもできたんだってさ
えーっ本当ー？
そしてR中央病院に行ってみると
うわ〜〜〜
ざわ
ざわ
ざわ
総合病院なのですごい人!!
とにかく待たされた
朝9時に行って呼ばれたのは午後1時過ぎ
おまたせしました
よろ…
ざっと体温表見たんだけど
すごいバラバラだね
仕事が不規則なもんでそのせいかと…
そうですか
待ち疲れ…。

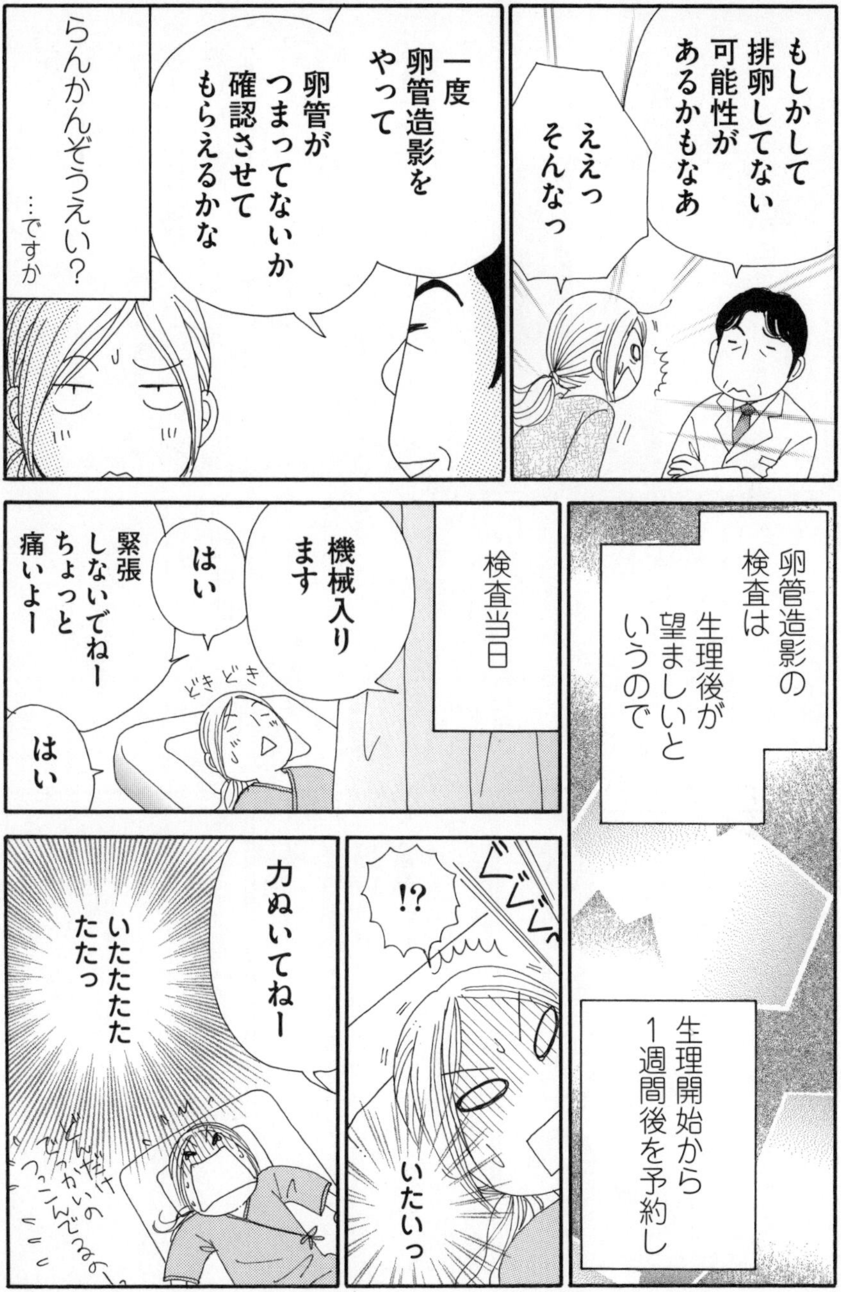
もしかして排卵してない可能性があるかもなあ
ええっ そんなっ
一度 卵管造影をやって
卵管がつまってないか確認させてもらえるかな
らんかんぞうえい？
…ですか
卵管造影の検査は
生理後が望ましいというので
生理開始から1週間後を予約し
検査当日
機械入ります
はい
どきどき
緊張しないでねー ちょっと痛いよー
はい
ぐぐぐっ
!?
いたいっ
力ぬいてねー
いたたたたたたたっ
どんだけ
でっかいの
つっこんでるの〜

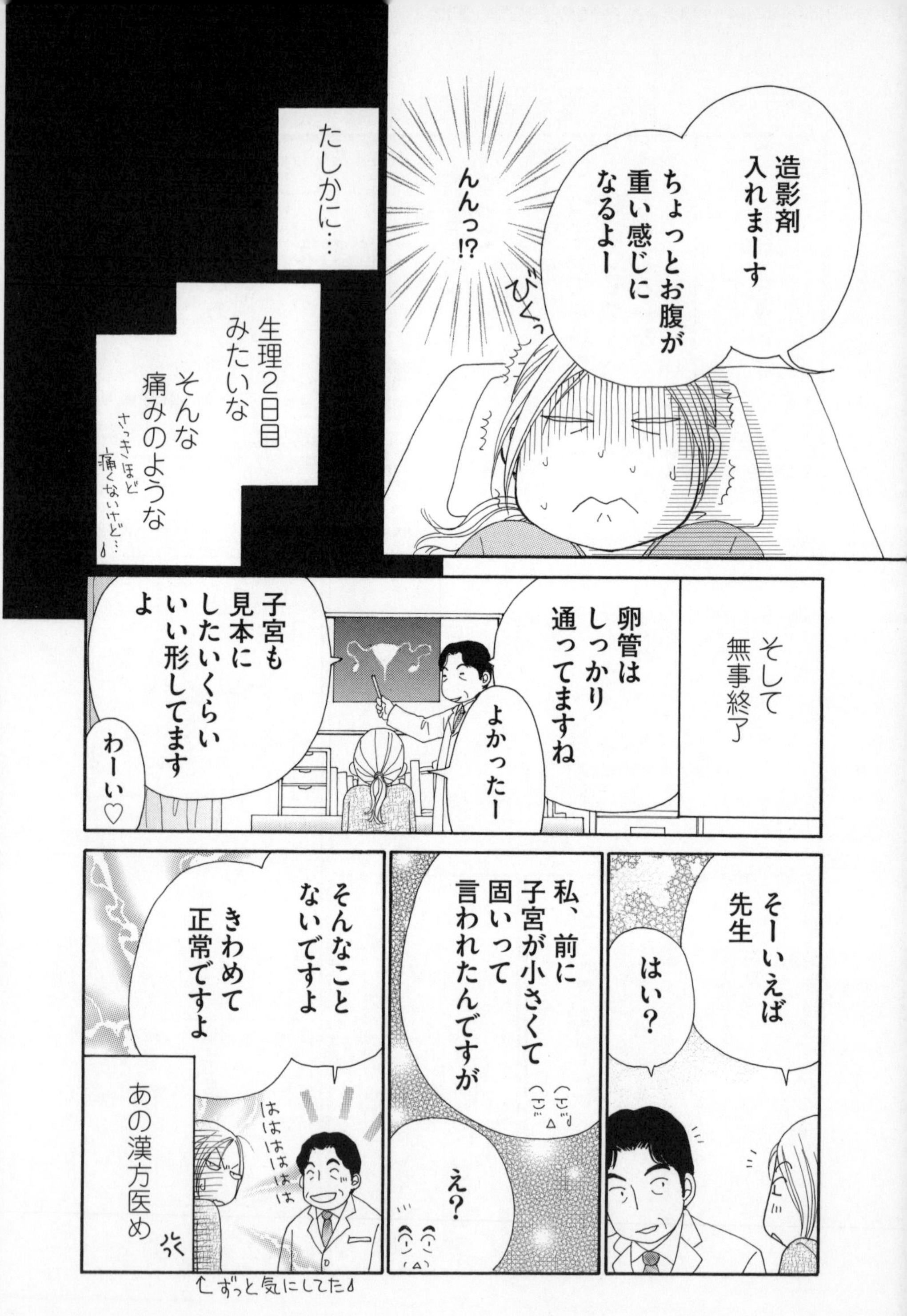
造影剤入れまーす
ちょっとお腹が重い感じになるよー
んんっ!?
びくっ
たしかに…
生理2日目みたいな
そんな痛みのような
さっきほど痛くないけど…
そして無事終了
卵管はしっかり通ってますね
よかったー
子宮も見本にしたいくらいいい形してますよ
わーい♡
そーいえば先生
はい?
私、前に子宮が小さくて固いって言われたんですが
え?
そんなことないですよ
きわめて正常ですよ
はははははは
あの漢方医め
↑ずっと気にしてた

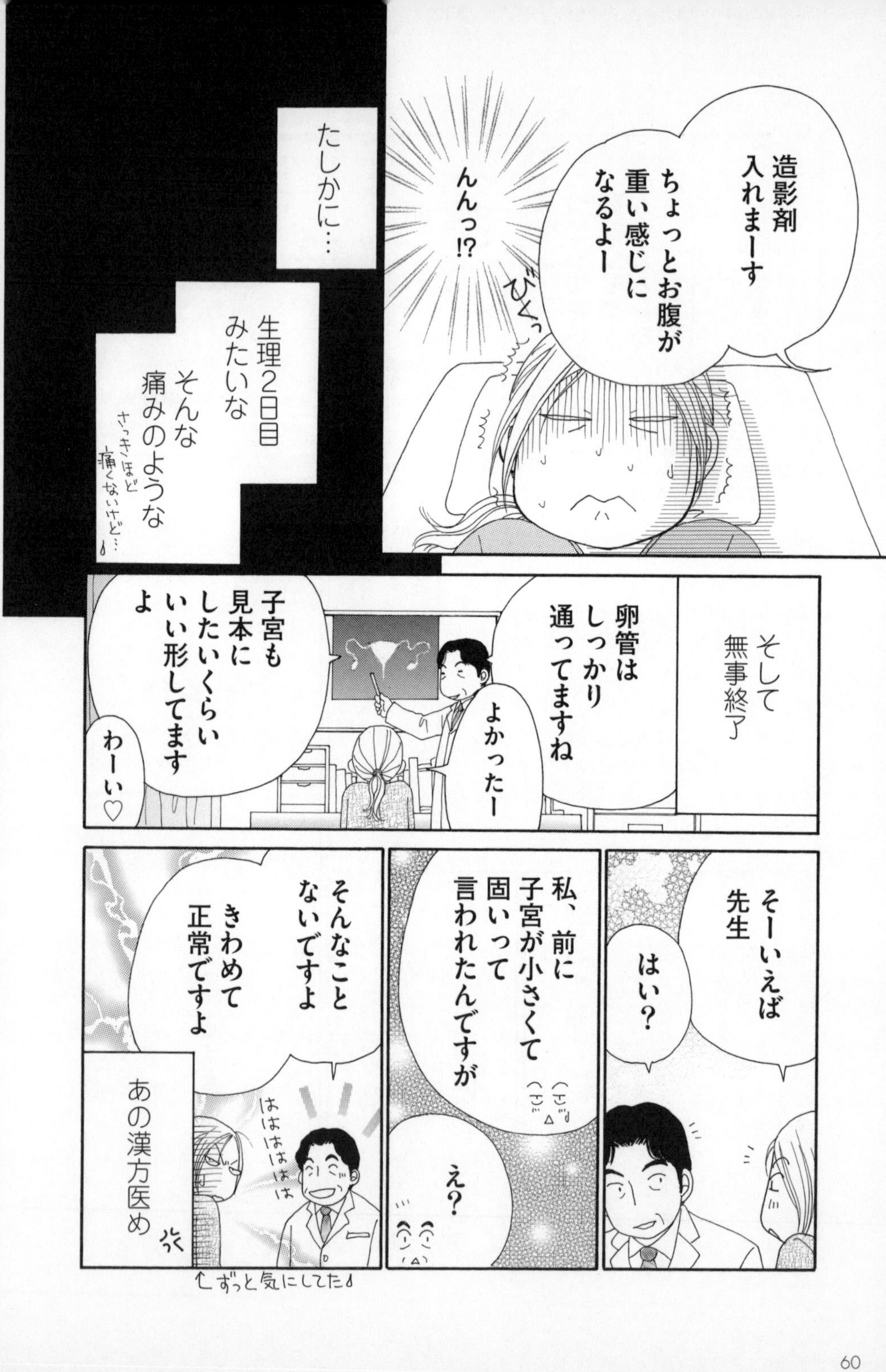

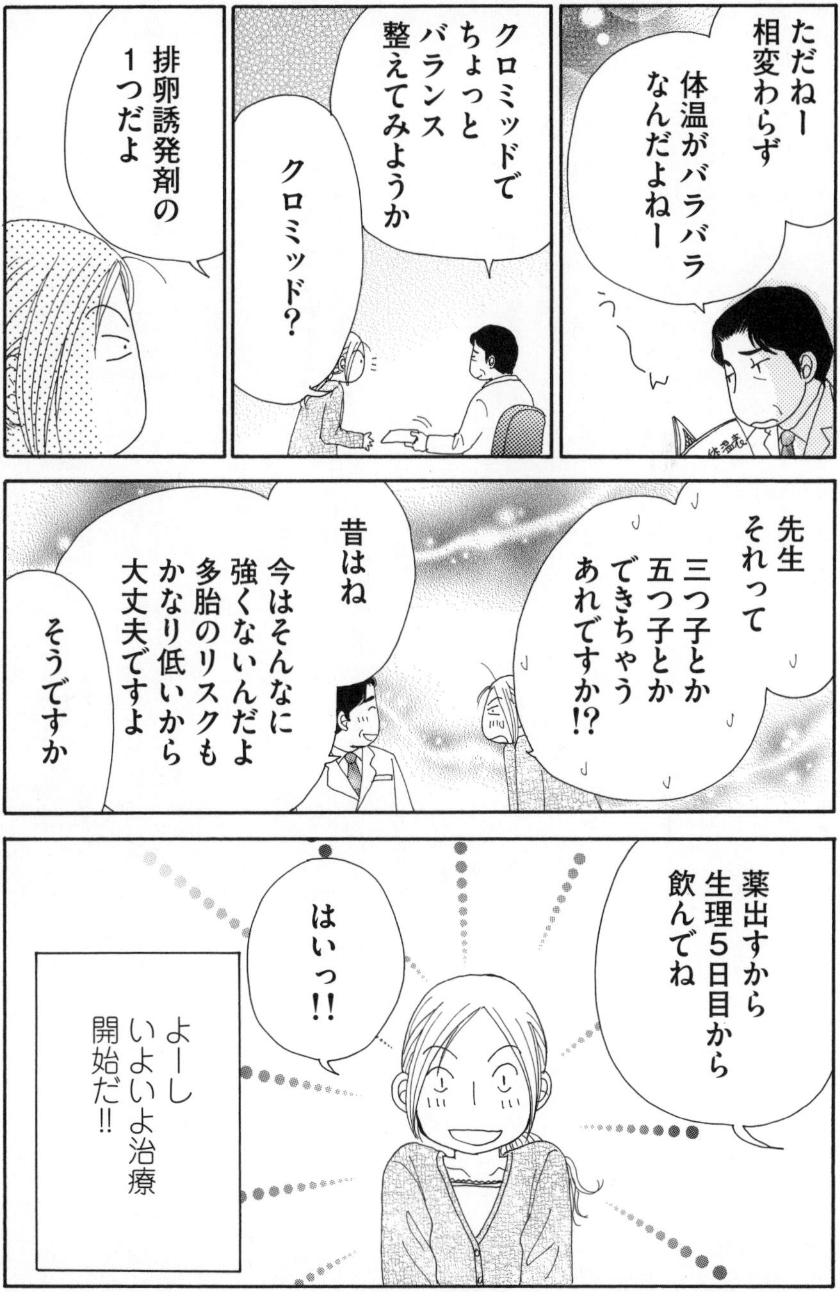

ただねー 相変わらず
体温がバラバラ なんだよねー
クロミッドで ちょっと バランス 整えてみようか
クロミッド?
排卵誘発剤の 1つだよ
先生 それって
三つ子とか 五つ子とか できちゃう あれですか!?
昔はね
今はそんなに 強くないんだよ 多胎のリスクも かなり低いから 大丈夫ですよ
そうですか
薬出すから 生理5日目から 飲んでね
はいっ!!
よーし いよいよ治療 開始だ!!

初級編

action 4

医学的に妊娠力をチェック！
プレマタニティ検査

妊娠を望むなら、受けておきたいのがプレマタニティ検査。子宮や卵巣の状態はもちろん、ホルモン値など、妊娠力に直結する体のデータをチェックしておきましょう。

プレマタニティ検査って何？

早め＆定期的なチェックで産める体にメンテナンス

妊娠や出産の妨げとなるトラブルがないかを、医学的に調べるのがプレマタニティ検査。ブライダルチェックといった呼称を使っている婦人科系クリニックも多いようです。

検査項目は病院によってさまざまですが、主なものとして血液検査やおりもの検査、子宮と卵巣の超音波検査などがあります。子宮がんなど婦人科系のがん検診も、定期的に受けておきましょう。

不妊外来のある総合病院や婦人科系クリニックであれば、何かトラブルが見つかった場合に、そのまま病気の治療や不妊治療が開始できるので便利。同じ所で出産まで考えている人は、分娩《ぶんべん》をとり扱う産科のある病院を選ぶといいでしょう。いきなり病院に行くのは抵抗があるようなら、会社の健康診断や自治体の健診などで受けられる検査もあるので、ぜひ活用してみては。

費用は、検査内容で違いますが、健康保険適用なら数百～1万円くらい、自費の場合3千～3万円くらいです。早めのチェックで、妊娠・出産を妨げるものをとり除きましょう。

検査が受けられる病院	
●総合病院 産婦人科、乳腺外科など婦人科系の専門科を設置する病院もあり、ほとんどの検査が1つの病院で受けられます。	**〈受けられる検査〉** 血液・尿・おりもの検査、子宮・卵巣の超音波検査、各種がん検診など
●婦人科系医院 産科はなく、婦人科系疾患や不妊治療を専門に扱うところも増えています。	**〈受けられる検査〉** 血液・尿・おりもの検査、子宮・卵巣の超音波検査、子宮がん・子宮頸《けい》がん検診など
●産科医院 お産まで扱っていて、一般的な婦人科検査が可能。専門的な不妊検査については、各施設に問い合わせを。	**〈受けられる検査〉** 血液・尿・おりもの検査、子宮・卵巣の超音波検査、子宮がん・子宮頸がん検診など

検査を受ける前にチェック!

服装はスカート

内診を行う場合は、パンツよりも下着の着脱がラクなスカートで。足を開きやすい、ゆったりしたフレアスカートがおすすめです。

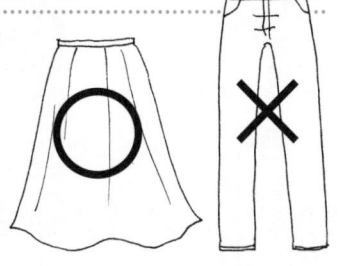

行くタイミングは生理後の低温期

子宮や卵巣の超音波検査など内診を受けることもあるので、生理が終わった後の低温期がベター。生理中は乳腺が張るため、乳がん検診にも適しません。

持っていくものは事前に確認

検査のなかには健康保険がきかないものもあります。事前の電話予約で確認をし、健康保険証も持参しましょう。基礎体温表と、これまでの月経周期や過去の病歴、質問したいことなどをまとめたメモがあれば、問診に役立ちます。

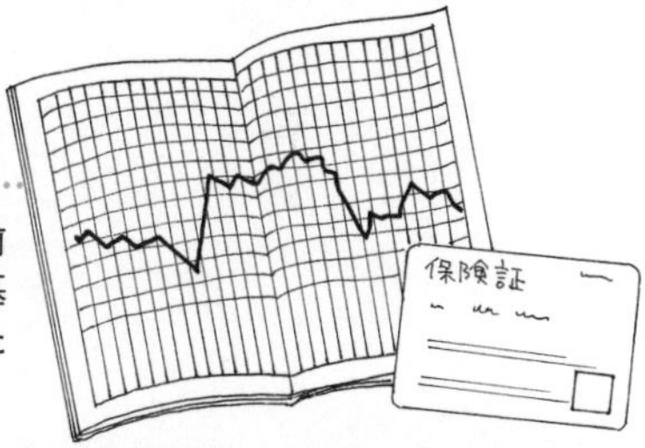

主な検査内容

婦人科系がん検診

子宮頸がんは、子宮頸部の粘膜を綿棒などで軽くこすって細胞診を行います。痛みはまったくありません。検査結果が出るまで、１～２週間かかります。乳がんは、触診の後にマンモグラフィという特殊なレントゲンによる検査、補完として超音波検査を行います。マンモグラフィでは、痛みをともなうことも。

血液・尿検査

血液や尿から、貧血やホルモン分泌の状態を調べます。生理周期によって変化するホルモン値を調べるため、必要に応じて数回に分けて検査する場合もあります。希望すれば、血液検査でクラミジアやHIVなど性感染症に感染しているかも調べられます。

おりもの検査

綿棒などで膣から直接おりものを採取し、顕微鏡で見たり、培養したりして細菌などの有無を診断します。性感染症の検査としても用いられます。かゆみや痛みなどの症状があり、おりものの状態から視診で細菌感染などが疑われるときは、抗生剤などで治療する場合も。

子宮・卵巣の超音波検査

膣内にプローブという器具を入れて超音波による内診を行います。モニター画像で子宮や子宮内膜、卵巣の状態をチェックでき、子宮体がんの診断にも用いられます。痛みもなく、体に負担の少ない検査で、その場で診断結果がわかります。

検査でわかること

性感染症 (STD)

性行為によって感染し、自覚症状の出にくいSTDも。感染に気づかず放置していると不妊の原因になる場合もあります。

淋菌《りんきん》

男性は激しい痛みやうみなどの症状がありますが、女性は自覚症状が出にくく、放っておくと卵管炎や骨盤腹膜炎などを起こすこともあります。

膣トリコモナス

膣トリコモナス原虫が性器に寄生して発症しますが、症状がないことも多く、炎症が卵管にまでおよぶと、不妊だけでなく早産や流産の原因になります。

クラミジア

日本で一番感染が多く、ほとんど自覚症状のないSTDです。ひどくなると子宮内膜や卵管に炎症が広がり、卵管癒着の原因になります。

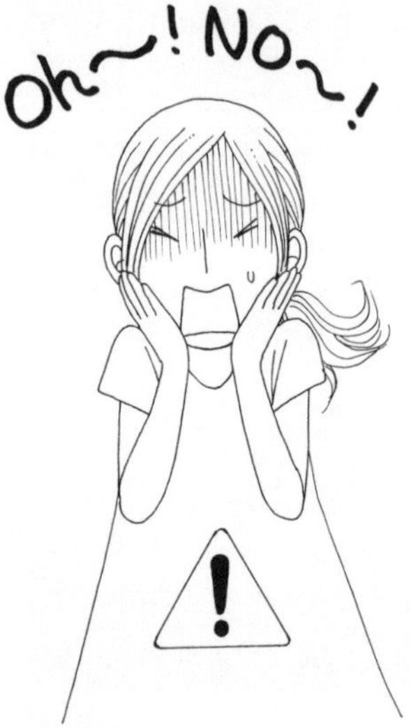

子宮・卵巣のトラブル

問診や超音波による内診などで見つかる代表的な病気のなかには、受精卵の着床や妊娠の妨げになるものも。症状が進むと手術が必要な場合もあります。

子宮内膜症

子宮内膜とよく似た組織が、卵巣など子宮以外の場所に増殖し、はがれた組織が血液の塊となって、ひどくなると周りの組織との癒着を起こします。

子宮筋腫

子宮内にできる良性の腫瘍で、40代の４人に１人は持っているといわれています。腫瘍が大きくなり、痛みや貧血などの症状が進むと、場合によっては子宮全摘出手術を行います。

知っておきたい女性特有のがん

若い女性にも増えている乳がんをはじめ、子宮や卵巣のがんは、自覚症状がないまま進行し、妊娠・出産の妨げになるだけでなく、命に関わるものもあり、要注意です！

●子宮体がん

赤ちゃんを育む子宮体部にできるがん。閉経が近い40代以降での発症が多く、進行すると、不正出血、おりものの異常、排尿痛などの症状が出ます。症状を感じたら、早めに婦人科を受診すること。

●子宮頸がん

子宮の入り口付近の子宮頸部にできるがんで、性交経験のある女性なら誰でもかかる可能性があります。とくに20〜30代の若い女性の発症が増えていて、進行すると性交時の出血や不正出血などの症状が。

●卵巣がん

50〜60代が発症のピークですが、20代での発症も珍しくなくなり、日本人女性全体で増えているがんで、遺伝性のあるものも。自覚症状が出にくく初期での発見が難しく、進行も早いので、定期的な検診を行うことが重要です。

●乳がん

乳房にできるがんで、出産経験のない人や初潮年齢が早い、または閉経年齢が遅い人がなりやすいといわれますが、年代にかかわらず発症する人が増えています。自分で発見でき、早期なら治る確率も高いがんです。

一般の健康診断も活用しよう

職場や自治体の健診でも妊娠力がチェックできる

プレマタニティ検査の導入編として、健康診断を活用するのもおすすめです。会社員や勤続1年以上のパートなどは、企業で定期健康診断が義務づけられています。夫の扶養に入っている専業主婦でも受診できる企業もあります。自営業者でも、区市町村などで無料や格安の負担で受けられるので、居住する自治体の窓口に問い合わせてみましょう。

自分の妊娠力の目安となる基本的なチェックは、こうした健康診断でも可能です。標準体重をオーバーしていたり、貧血気味だったりすると、排卵障害などを招いて不妊につながる恐れもあります。まずは自分の健康状態を把握することからスタートし、妊活への意識を高めていきましょう。

基本の検査

血圧測定、血液検査（貧血、血糖、コレステロールなど）

高血圧症と診断され治療が必要となると、妊娠には不適当な薬を服用することがあります。また、貧血や高血糖、高コレステロールなどがあると、妊娠しにくく、妊娠しても胎児に影響することが。

身長・体重・BMIなどの身体測定

極度の肥満ややせ体型はホルモンバランスを狂わせる原因にもなります。体脂肪率やBMIなどから、自分の体型をチェックしましょう。

問診

生理不順や生理痛など、気になることがあれば問診で医師に伝えておきましょう。どんな検査が必要かなど、指示を仰いでもよいでしょう。

その他の検査

各種がん検診など

企業の健康保険組合や自治体、年齢によって受けられる項目が異なります。妊娠や出産に影響する婦人科系のがん検診としては、子宮頸がんや乳がんの検診が多く、一般的な健康診断では、子宮体がんや卵巣がんは、対象外となる場合もあります。

妊娠を大きく左右する！
卵巣予備能力をホルモン検査でチェック

加齢によってもっとも早く低下していくのが、卵巣の能力。卵巣内に残る卵胞の数が減少し、卵子の老化も進んでいくと、妊娠力の低下につながります。卵巣の老化具合をチェックする指標の１つが、AMH（抗ミュラー管ホルモン）の分泌量。AMHの値が低いと排卵される卵子の数も少ないということになるので、早めに不妊治療をスタートするのがおすすめです。ただし、この検査では卵子の質まではわかりません。数が少なくても質のいい卵子が残っていれば、妊娠できる可能性は十分にあります。

AMH（抗ミュラー管ホルモン）検査とは

卵巣予備能力を調べるホルモン検査の一種。採血で行います。自費検査で費用は5000～9000円

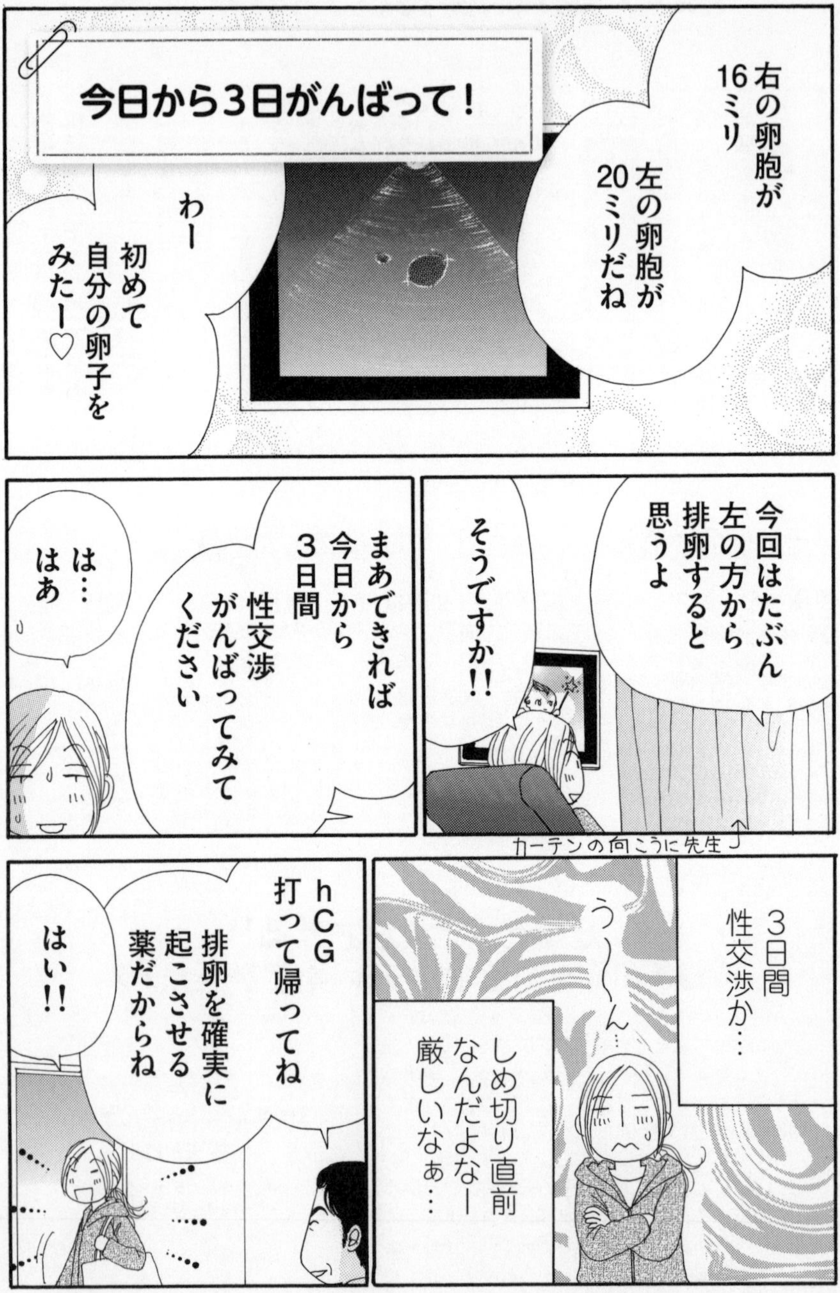

右の卵胞が16ミリ 左の卵胞が20ミリだね
今日から3日がんばって！
わー 初めて自分の卵子をみたー♡
今回はたぶん左の方から排卵すると思うよ
そうですか!!
カーテンの向こうに先生
まあできれば今日から3日間性交渉がんばってみてください
は…はあ
3日間性交渉か…
う〜ん…
しめ切り直前なんだよなー厳しいなぁ…
hCG打って帰ってね 排卵を確実に起こさせる薬だからね
はい!!

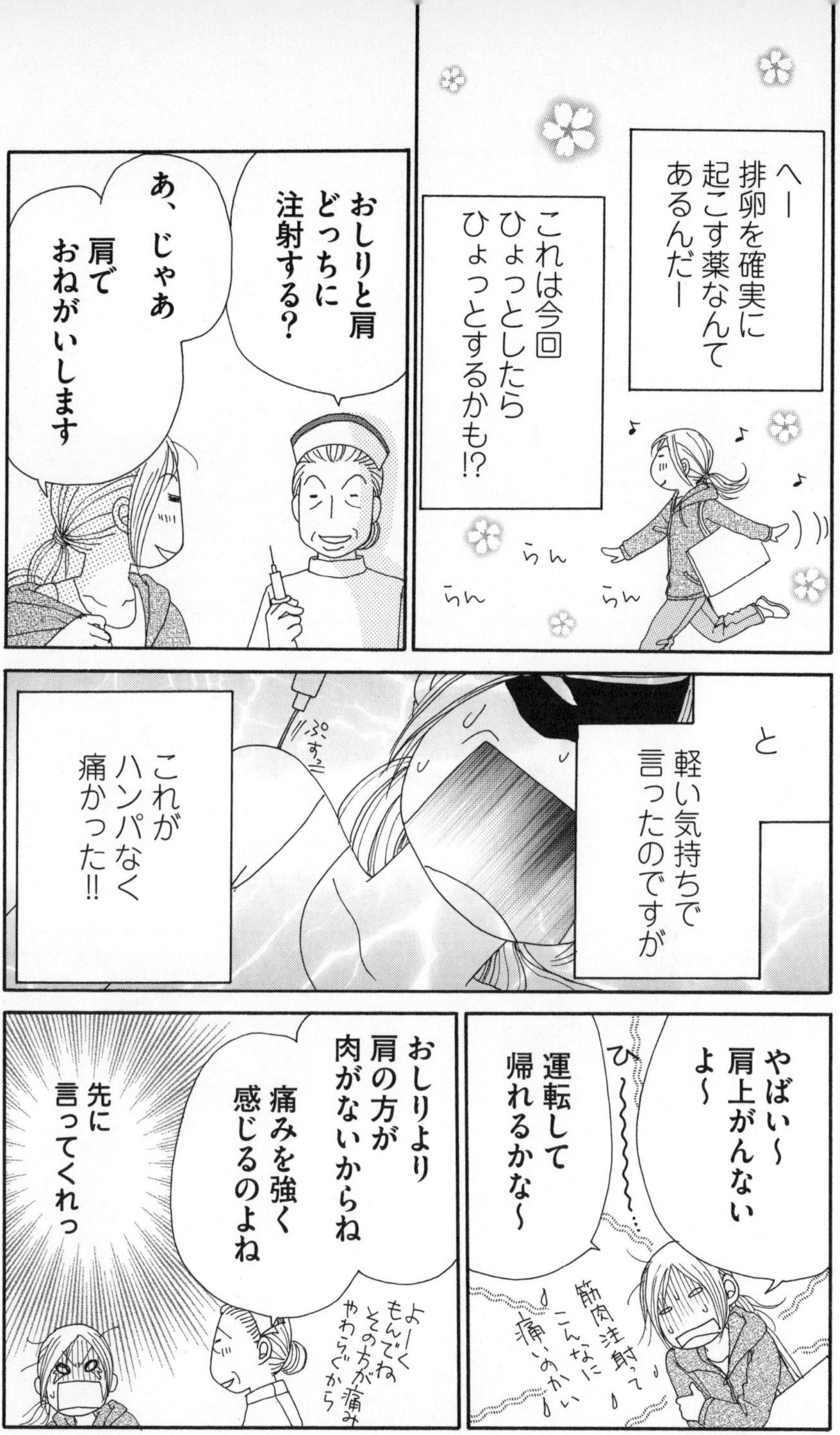
へー
排卵を確実に
起こす薬なんて
あるんだー
これは今回
ひょっとしたら
ひょっとするかも!?
らん
らん
らん
おしりと肩
どっちに
注射する？
あ、じゃあ
肩で
おねがいします
と
軽い気持ちで
言ったのですが
ぷすっ
これが
ハンパなく
痛かった!!
やばい～
肩上がんない
よ～
運転して
帰れるかな～
ひ～～～～……
筋肉注射って
こんなに
痛いのかい
おしりより
肩の方が
肉がないからね
痛みを強く
感じるのよね
よーく
もんでね
その方が痛み
やわらぐから
先に
言ってくれっ

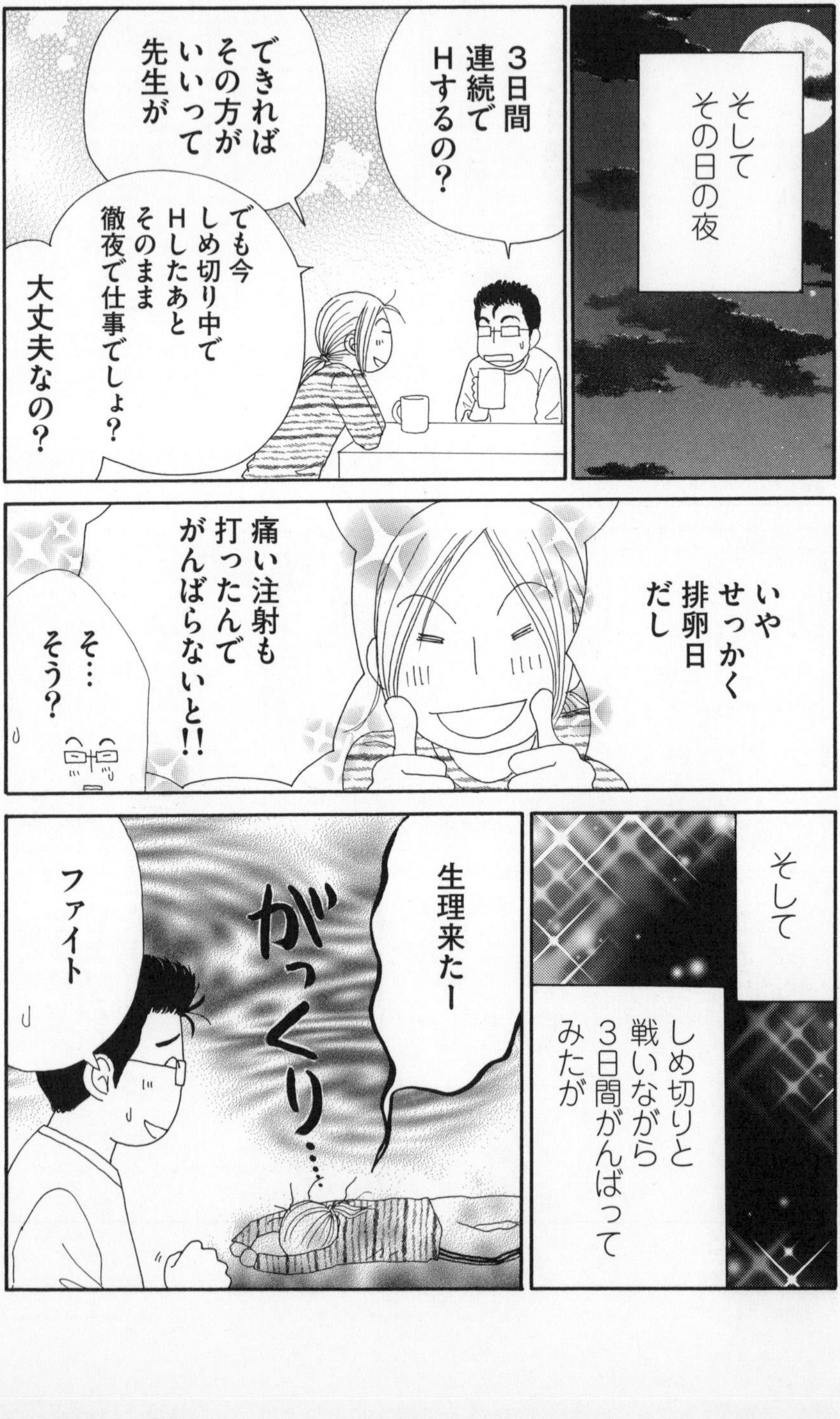
そして その日の夜
3日間 連続で Hするの？
できれば その方が いいって 先生が
でも今 しめ切り中で Hしたあと そのまま 徹夜で仕事でしょ？
大丈夫なの？
いや せっかく 排卵日 だし
痛い注射も 打ったんで がんばらないと!!
そ…… そう？
そして
しめ切りと 戦いながら 3日間がんばって みたが
生理来たー
がっくり……
ファイト

初級編

action 5

排卵日を特定して成功率を上げる！ 病院で行うタイミング法

プレマタニティ検査で婦人科を訪れるきっかけができたら、排卵日チェックにも活用してみましょう。検査によって排卵日を特定すれば、妊娠の可能性が高まります。

確実な排卵日を知るには？

排卵日が近づいたら検査で正確な日を調べる

排卵日を予測してチャレンジするタイミング法では、正確な排卵日を知ることが重要です。基礎体温表や排卵検査薬で、自分でもだいたいの排卵日予測はできますが、もっと確実に知りたいときは、病院で検査を受けてみましょう。主に、子宮と卵巣の超音波検査と尿・血液検査から、医師が排卵日を特定し、タイミングをアドバイスします。もちろん、ふだんから基礎体温表で月経周期を知っておくことが基本となります。

医師の指導によるタイミング法の流れ

Step 1 基礎体温表で排卵日を予測

基礎体温表が低温期と高温期に分かれて、毎回正常な周期を示している場合、過去の基礎体温表から、今月はこのあたりで排卵が来そう（低温期が終わりそう）という予測が立てられます。

周期が一定ではなく、基礎体温表がP.31のような見本通りにならない場合でも、排卵の有無が検査できるので、医師に相談を。

Step 2 排卵日が近づいたら病院で検査

生理が始まって10～12日後を目安に病院へ。基礎体温表があると、医師が体の状態やリズムを把握するのに役立ちます。超音波検査と尿、血液検査を受け、結果から排卵日が予測できれば、医師からセックスのタイミング指導などのアドバイスがあります。

結果をみて、排卵日がまだ先になりそうであれば、医師から指定された日に再来院して同じ検査を受けます。必要に応じて2～3回程度の通院、検査を行うこともあります。

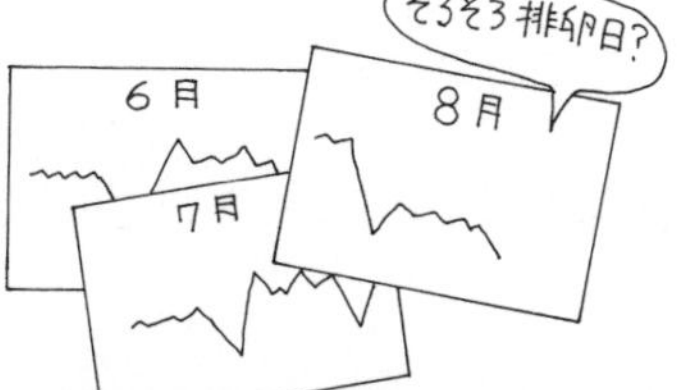

病院のタイミング法で行う検査

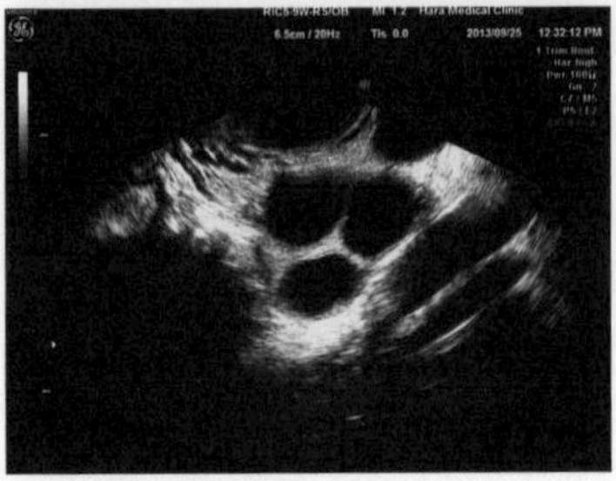

経膣超音波検査

膣内に器具を入れて、超音波で子宮内膜の厚みや卵胞の発育状態を調べます。排卵日が近づくと、受精卵の着床に備えて、子宮内膜がしだいに厚みを増していきます。さらに、卵子の入った卵胞も少しずつ大きくなっていき、排卵日当日には約20㎜にまで成長します。卵胞の大きさを見れば、いつぐらいに排卵するかの判断ができるのです。

尿・血液検査

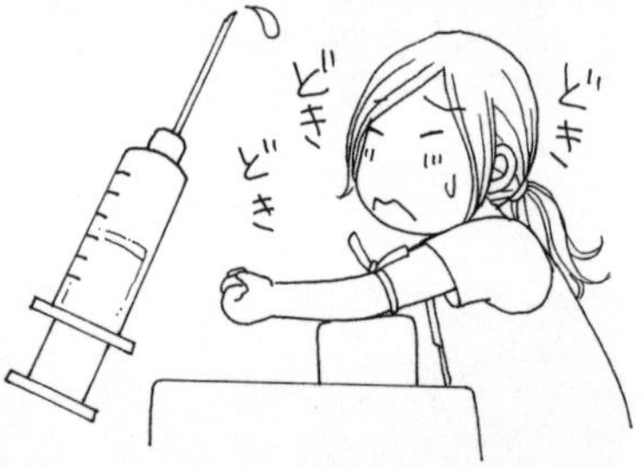

病院によっては、超音波検査とあわせて、尿または血液によるホルモン検査を実施します。この検査では、排卵日が近づくと増加する黄体化ホルモン濃度を検出し、この結果から排卵日を予測します。尿検査は血液検査よりやや精度が落ちますが、超音波検査と併用することで、より正確な排卵日特定が可能になります。

必要に応じて排卵誘発剤を使う

病院での指導を受けながらタイミング法を試しても、なかなか妊娠にいたらない場合は、排卵を促すための薬を使うことがあります。最初は飲み薬から処方され、何度か試して効果が得られないときは、より作用の強い注射に切り替えていきます。

自然な排卵では通常１つの卵子が排卵されますが、排卵誘発剤は卵胞の発育を促すので、複数の卵子が排卵されることもあります。これにより、受精する確率が上がります。また、これまで未成熟なまま排卵してしまっていた場合も、排卵誘発剤を使うことで、大きく育ってから排卵させることができ、妊娠のチャンスが高まります。

一方で、複数の排卵により、双子や三つ子などの多胎妊娠になる可能性も０ではなく、注射などで強い排卵誘発を行うと、腹痛や吐き気、卵巣が腫れる（卵巣過剰刺激症候群）などの副作用が起きることもあります。

メリット

- 複数の卵子が排卵される
- 受精力の高い成熟した卵子を育てる

デメリット

- 多胎妊娠の確率が上がる
- 卵巣過剰刺激症候群（OHSS）などの副作用も

中級編

～不妊治療～

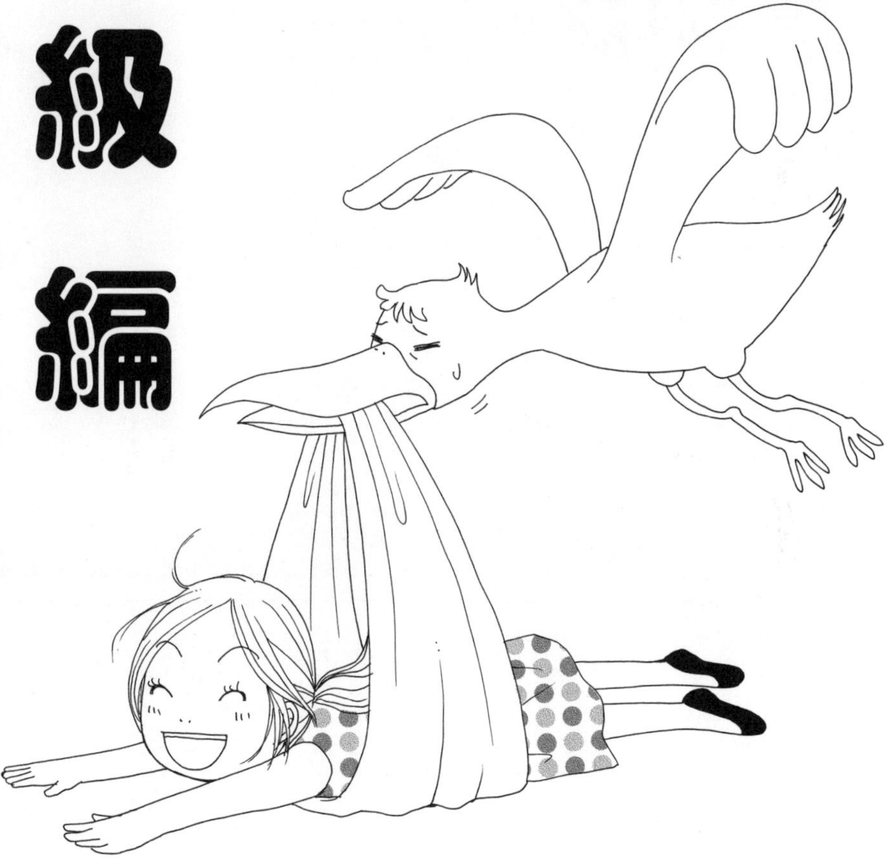

夫婦で病院へ

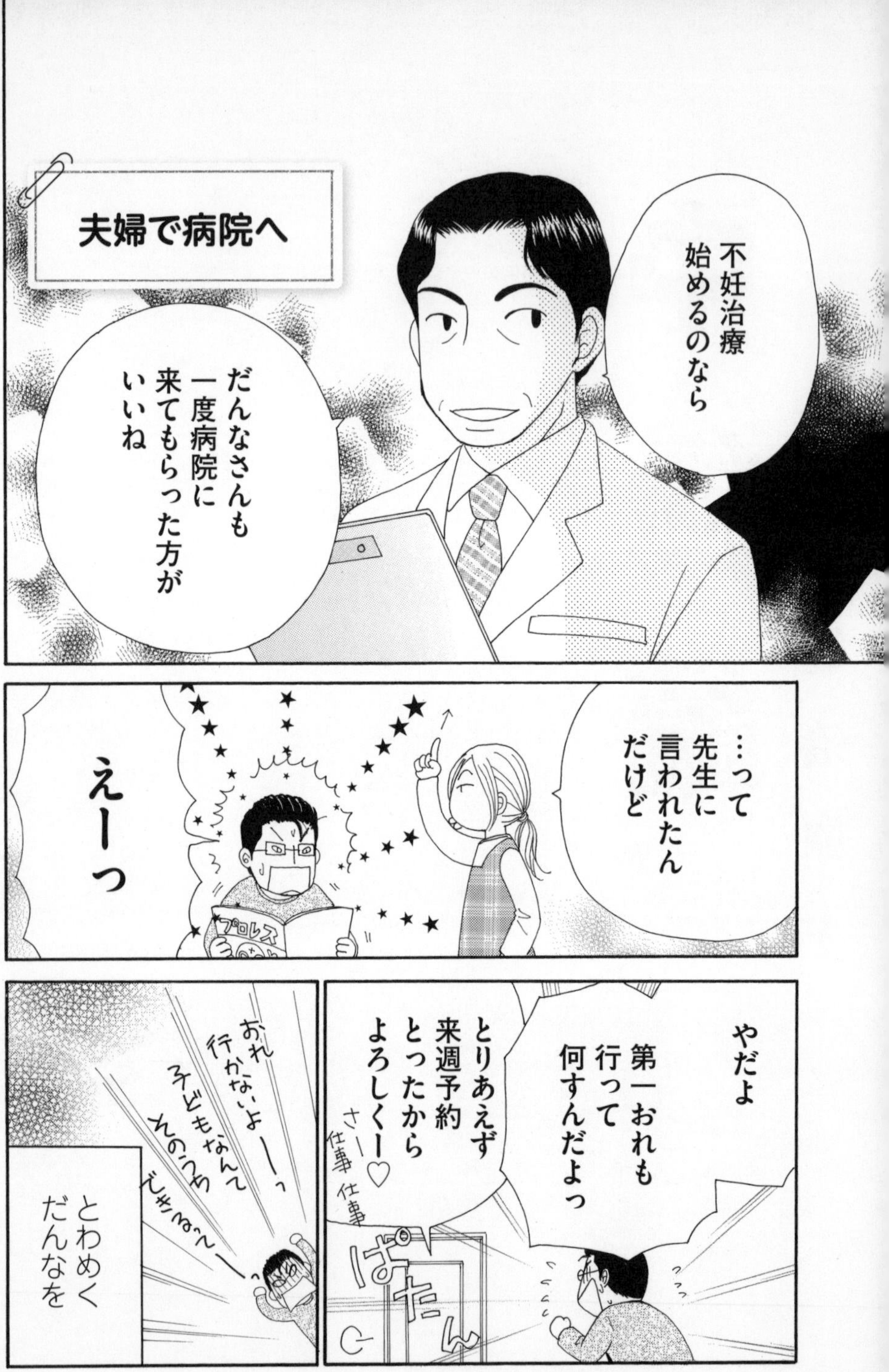
不妊治療始めるのなら
だんなさんも一度病院に来てもらった方がいいね
…って先生に言われたんだけど
えーっ
プロレス
やだよ第一おれも行って何すんだよっ
とりあえず来週予約とったからよろしくー♡
さー仕事仕事
ぱたん
おれ行かないよーっ
子どもなんてそのうちできるさ〜ーっ
とわめくだんなを

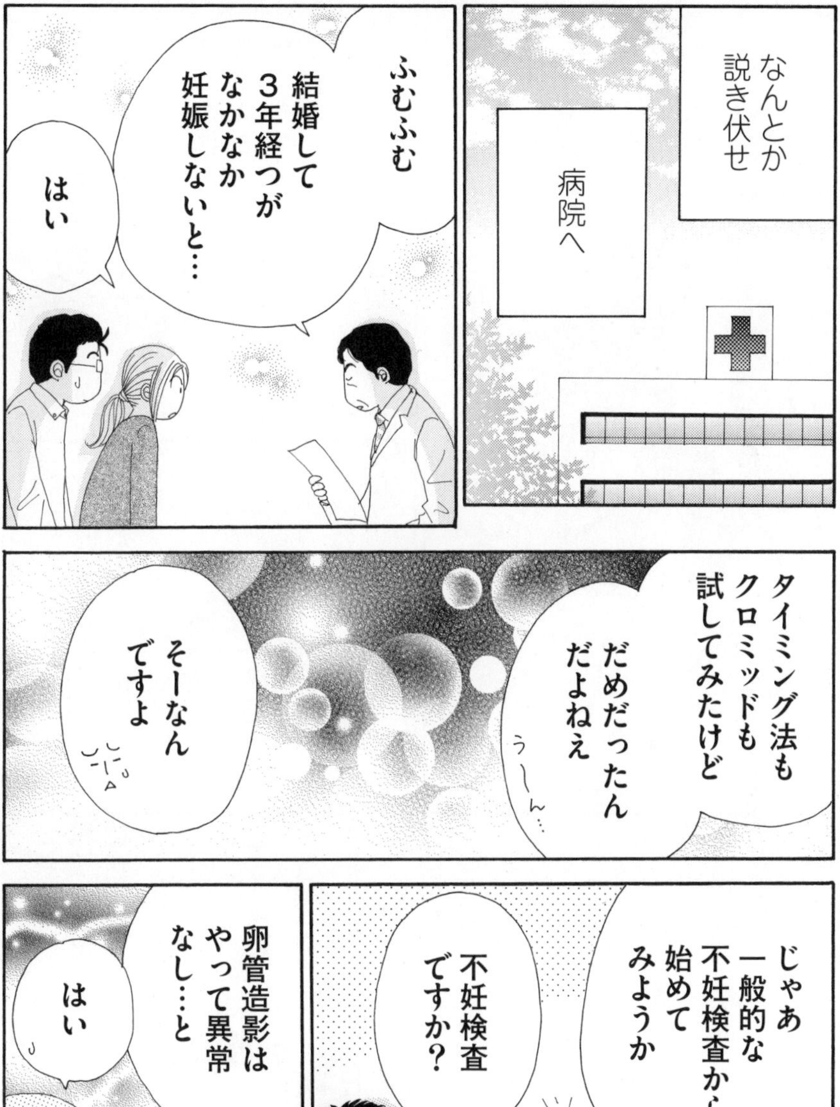
なんとか説き伏せ
病院へ
ふむふむ
結婚して3年経つがなかなか妊娠しないと…
はい
タイミング法もクロミッドも試してみたけど
だめだったんだよねえ
うーん…
そーなんですよ
じゃあ一般的な不妊検査から始めてみようか
不妊検査ですか？
ドキドキ
卵管造影はやって異常なし…と
はい
できればあの検査はもうやりたくない…

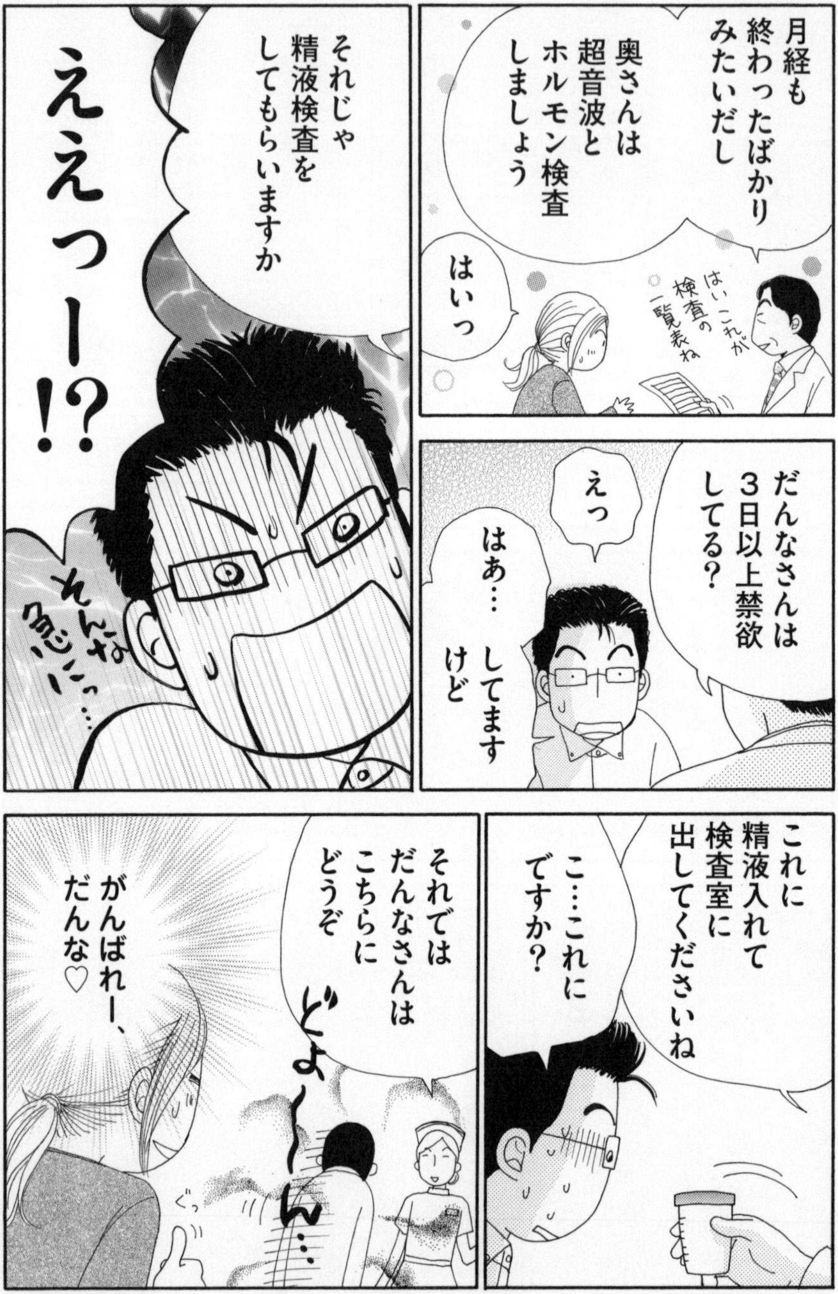
月経も終わったばかりみたいだし
奥さんは超音波とホルモン検査しましょう
はいこれが検査の一覧表ね
はいっ
だんなさんは3日以上禁欲してる？
えっ
はあ… してますけど
それじゃ精液検査をしてもらいますか
ええっー!?
そんな急にっ…
これに精液入れて検査室に出してくださいね
こ…これにですか？
それではだんなさんはこちらにどうぞ
どよ〜〜ん…
がんばれー、だんな♡
ぐっ

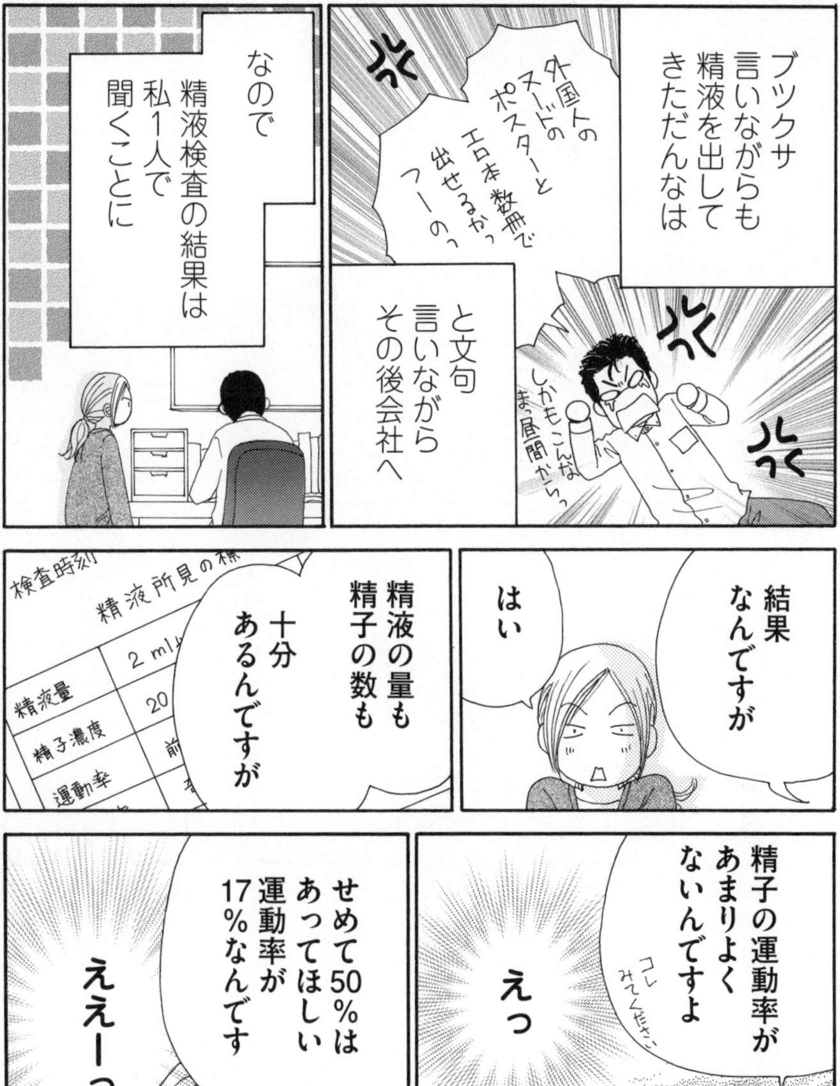
ブックサ言いながらも精液を出してきただんなは
外国人のヌードのポスターとエロ本数冊で出せるかっつーのっ
しかもこんなまっ昼間からっ
と文句言いながらその後会社へ
なので精液検査の結果は私1人で聞くことに
結果なんですが
はい
精液の量も精子の数も十分あるんですが
検査時刻
精液量
精子濃度
運動率
精子の運動率があまりよくないんですよ
コレみてください
えっ
せめて50%はあってほしい運動率が17%なんです
ええーっ

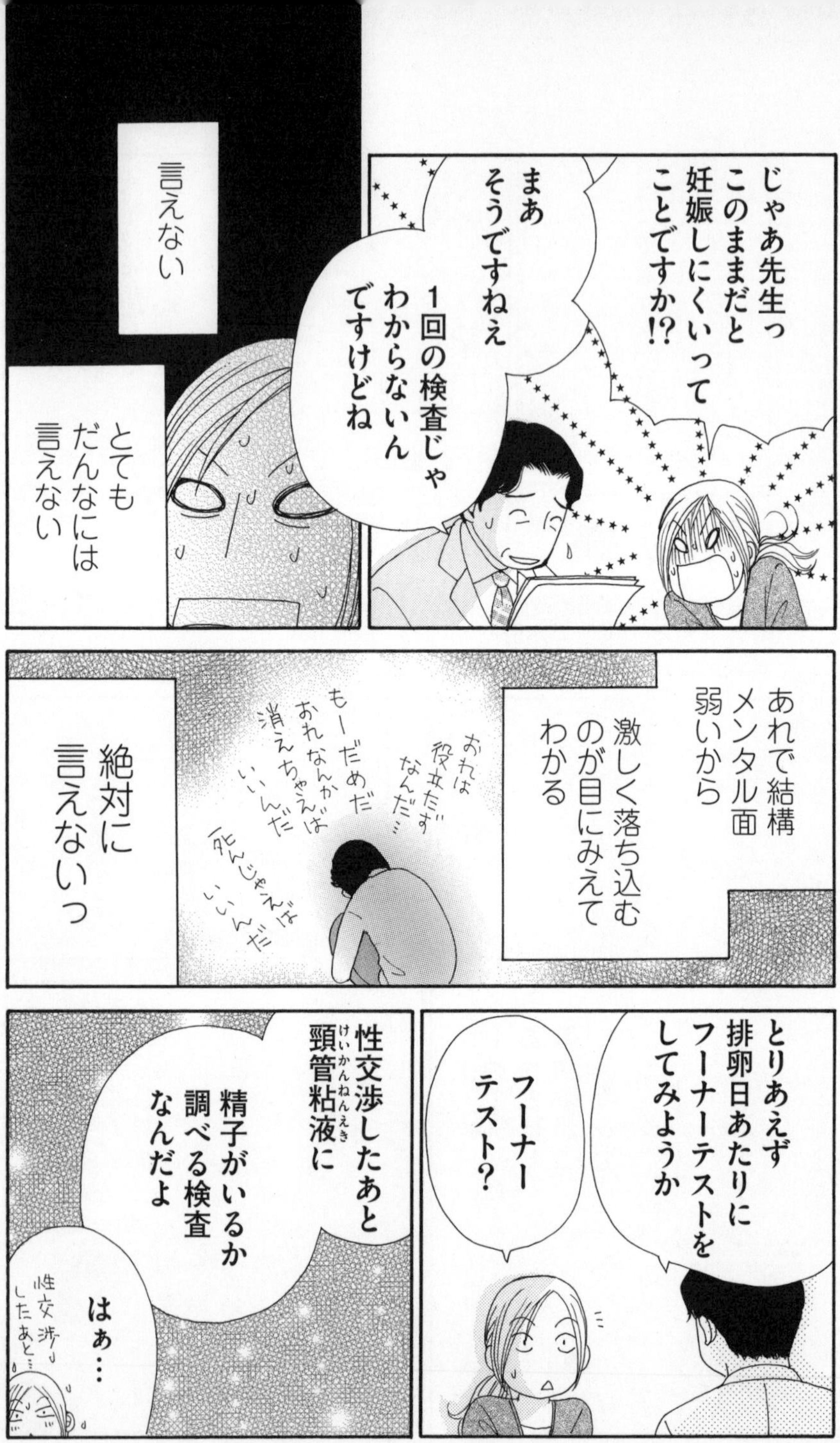
じゃあ先生っ このままだと 妊娠しにくいって ことですか!?
まあ そうですねえ
1回の検査じゃ わからないいん ですけどね
言えない
とても だんなには 言えない
あれで結構 メンタル面 弱いから
激しく落ち込む のが目にみえて わかる
おれは 役立たず なんだ…
もーだめだ おれなんか 消えちゃえば いいんだ
死んじゃえば いいんだ
絶対に 言えないっ
とりあえず 排卵日あたりに フーナーテストを してみようか
フーナー テスト?
性交渉したあと 頸管粘液《けいかんねんえき》に 精子がいるか 調べる検査 なんだよ
はぁ…
性交渉 したあと…

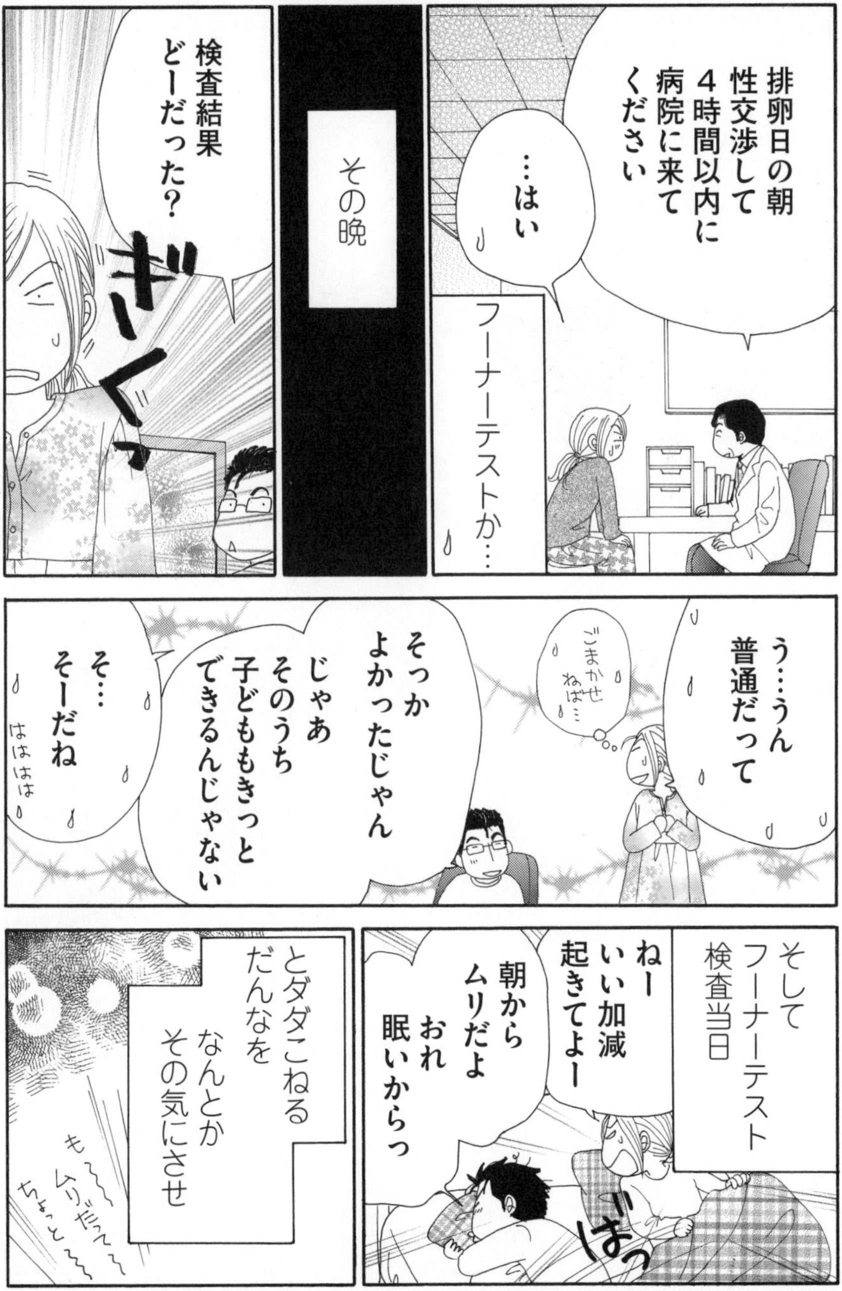
排卵日の朝 性交渉して 4時間以内に 病院に来て ください
…はい
フーナーテストか…
その晩
検査結果 どーだった?
ギくっ
う…うん 普通だって
ごまかせねば…
そっか よかったじゃん
じゃあ そのうち 子どももきっと できるんじゃない
そ… そーだね
はははは
そして フーナーテスト 検査当日
ねー いい加減 起きてよー
朝から ムリだよ おれ 眠いからっ
ばっ
とダダこねる だんなを
なんとか その気にさせ
も〜〜 ムリだって〜 ちょっと〜〜

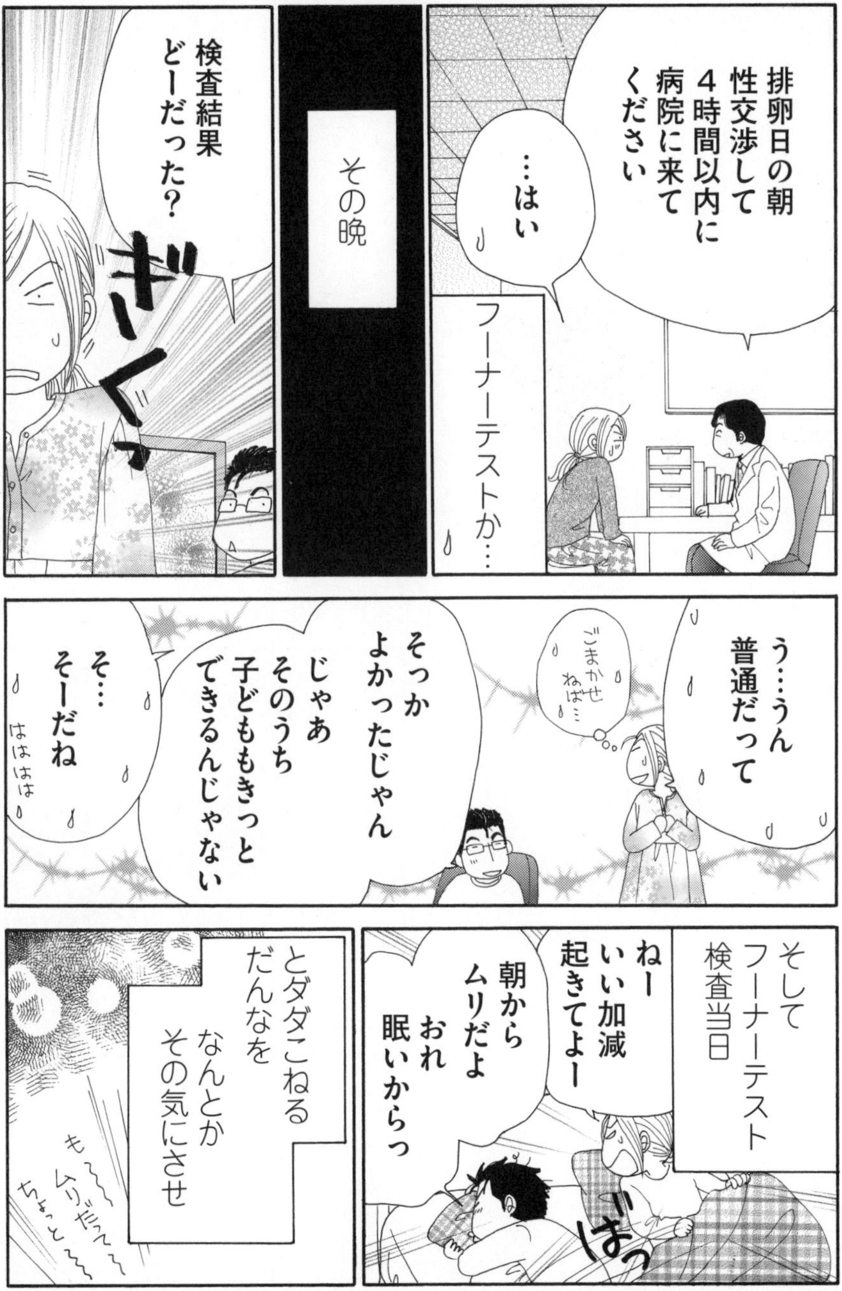

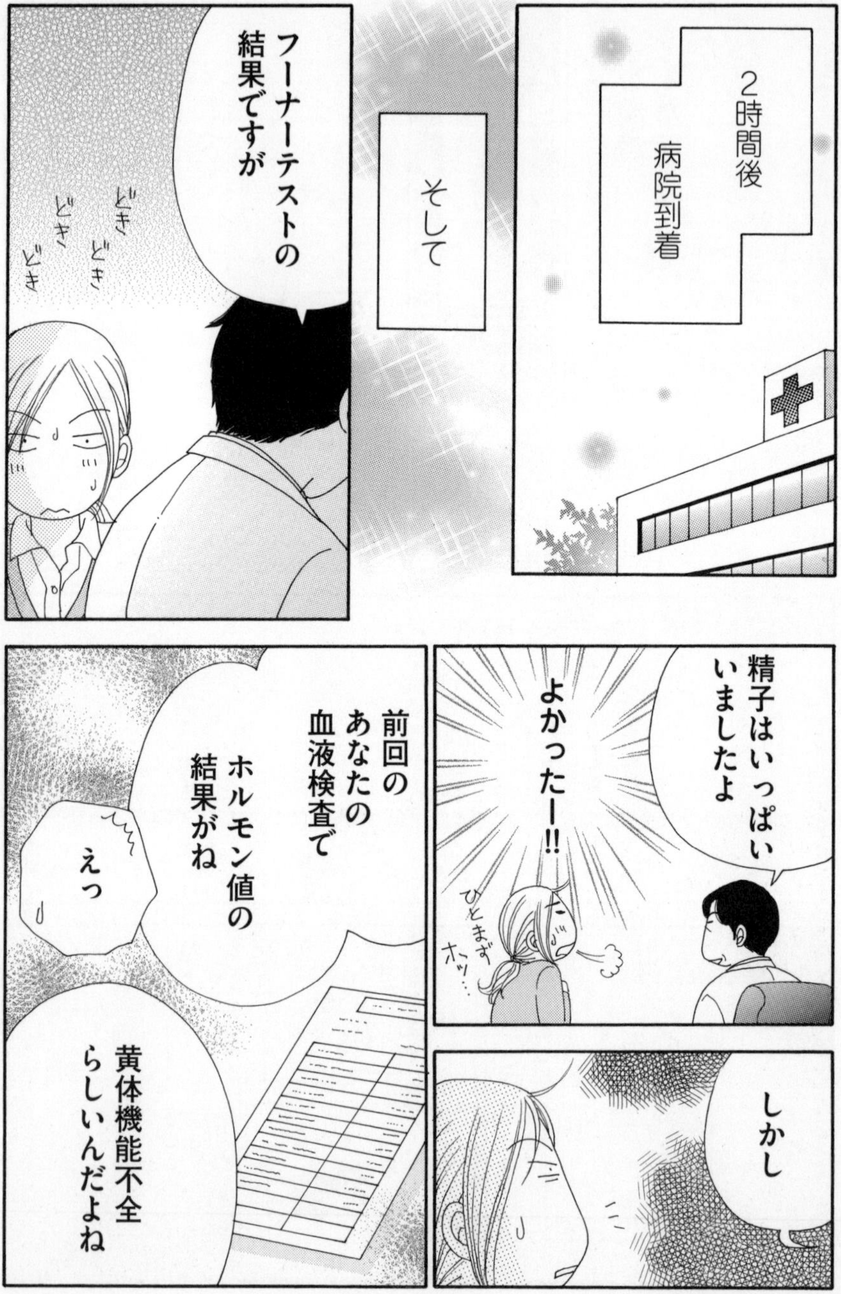
2時間後
病院到着
そして
フーナーテストの結果ですが
どきどきどき
精子はいっぱいいましたよ
よかったー!!
ひとまずホッ…
しかし
前回のあなたの血液検査でホルモン値の結果がね
えっ
黄体機能不全らしいんだよね

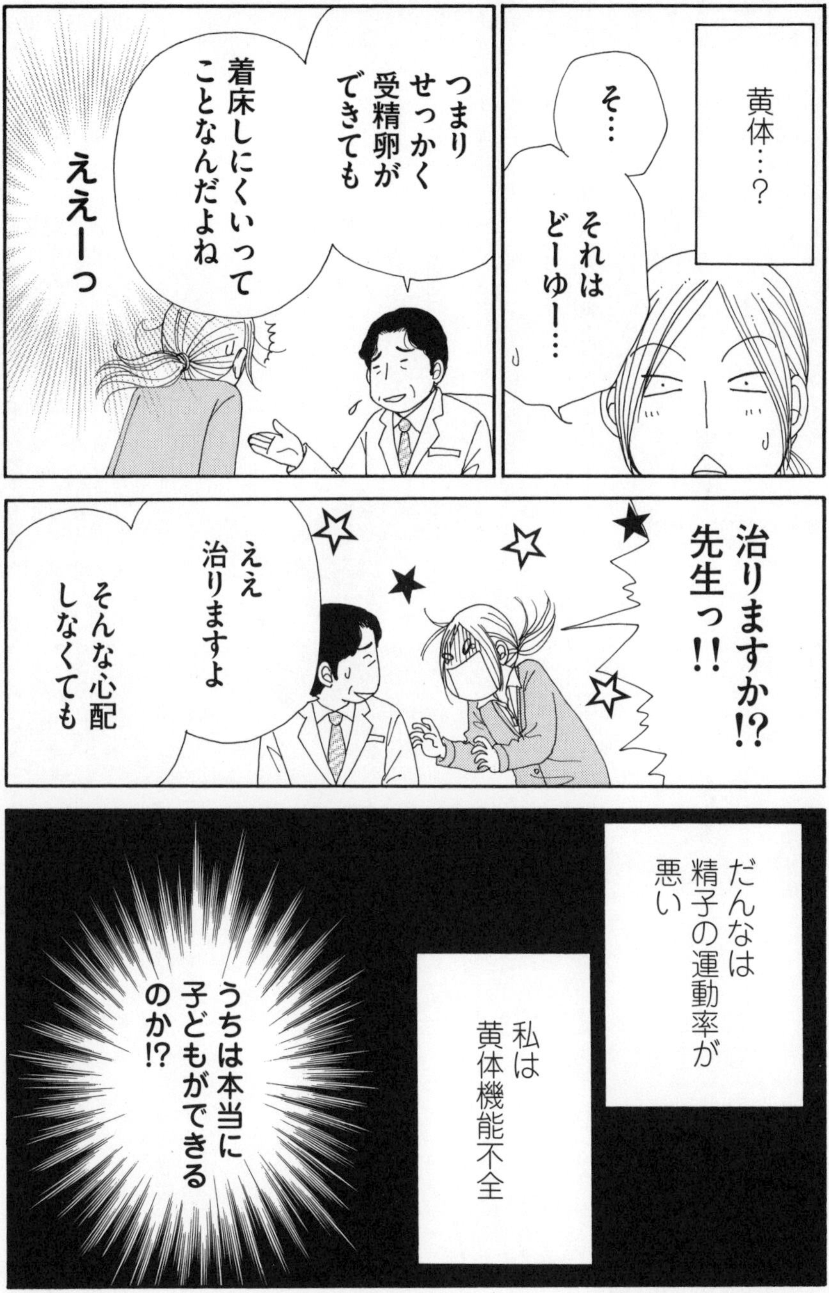
黄体…?
そ…
それはどーゆー…
つまりせっかく受精卵ができても着床しにくいってことなんだよね
ええーっ
治りますか!? 先生っ!!
ええ治りますよ
そんな心配しなくても
だんなは精子の運動率が悪い
私は黄体機能不全
うちは本当に子どもができるのか!?

中級編

action 1

なかなか自然妊娠できないときは……不妊が原因かも!?

「健康的な生活を送っている」「自然療法で体質改善した」いろいろ努力しているのに授からないときは、不妊の疑いあり。パートナーと一緒に不妊検査を!

不妊ってどんな状態のこと?

夫婦の年齢によっては1年で不妊を疑って

避妊せず普通の夫婦生活を送っているのに、2年以上妊娠しない場合を不妊とします。ただし、夫婦の年齢などによっては、1年でも不妊を疑うケースもあります。

不妊の原因は男女両方にあり、検査しても原因が特定できない「機能性不妊」も増えています。不妊に悩むカップルは、今では7組に1組の割合ともいわれ、それにともない、生殖医療の手を借りて妊娠・出産するケースも一般的になっています。

不妊原因の割合

以前は不妊というと女性に原因があると考えられていました。しかし、医療が進んで男性不妊も解明されるように。WHO（世界保健機関）の調査では、不妊原因のうち、男性のみが24%。男女両方に原因がある場合を加えると、カップルの半分は男性側にも原因があることが考えられます。

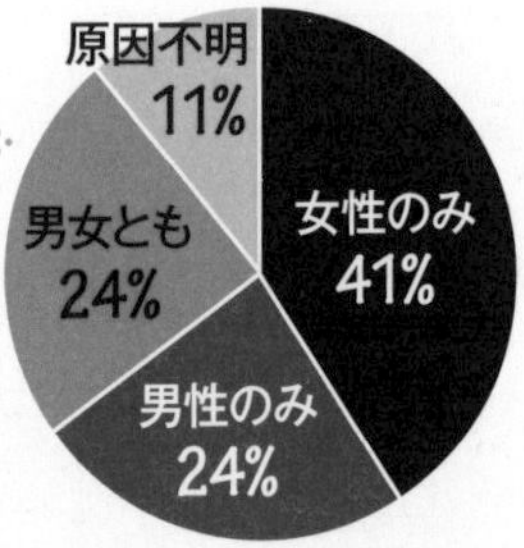

もしかして不妊かも!? check

- □普通に夫婦生活を送っているのに、妊娠しない
- □病院指導のタイミング法を3回以上試している
- □基礎体温表の値が正常にならない
- □排卵日のセックスがプレッシャーになっている
- □セックスがうまくいかない（勃起しないなど）

1つでも☑が入ったら……

不妊検査をしてみましょう!

不妊検査で原因を見つけよう

早めの検査と治療が不妊解消のカギになる

不妊はさまざまな原因から起こります。複数の要因が重なって不妊につながる場合もあり、検査を受けてから原因を特定するまでに、時間がかかることもあります。カップルの年齢にもよりますが、不妊かもと思ったらなるべく早く不妊検査を受け、適切な治療をスタートしましょう。

プレマタニティ検査（Ｐ62）を受けたことがある人は、不妊検査と内容が重なるものもあるので、同じ医療機関で受診するのが効率的です。病院を変えるときは、これまで受けた検査内容と結果がわかるものを持参しましょう。新たに病院を探すのであれば、検査に続いて治療がスタートすることも考え、不妊専門外来のある病院を選ぶと時間短縮になります。

病院の選び方

不妊専門外来があり、ベテランのスタッフが担当

本格的な不妊検査及び治療を前提とするなら、不妊外来のある病院を。治療が長引くとナーバスになりがちなので、妊婦健診を扱わない不妊専門病院を選ぶ人もいます。経験や実績のあるドクターやスタッフがいて、評判の高い病院がベストです。

自宅の周辺など通いやすい場所にある

個人差が大きいものの、不妊治療にはある程度の期間を要します。治療の内容によっては、毎週のように通院することもあります。時間や費用の面からも、まずは自宅や勤務先の近く、または通勤途中など、自分が通いやすい立地にある病院を選びましょう。

初めての受診は夫婦2人で！

不妊は夫婦２人の問題です。一緒に原因を探して治療するのが妊娠への近道。できれば夫婦そろって受診するようにしましょう。また、行く前に、不妊治療に対するふたりの姿勢を確認しておくことも大切です。互いに原因を責め合うのではなく、協力し、支え合えるような関係がベストです。

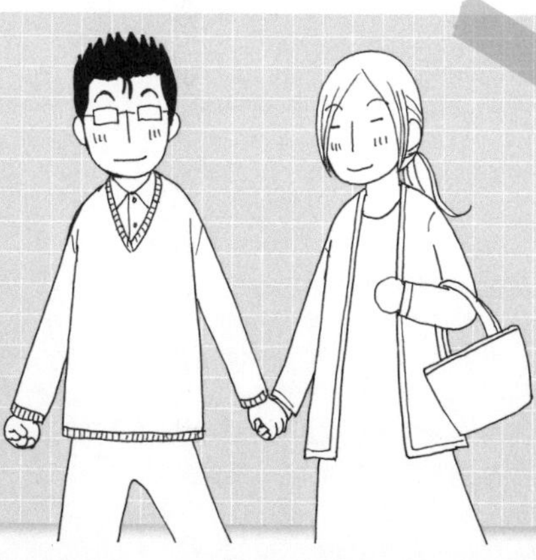

女性の不妊と検査・治療の流れ

初診
↓
検査
↓
タイミング法 P.69 ／ 不妊要因となる病気の治療
↓
人工授精（AIH） P.94
↓
体外受精（IVF） P.110
顕微授精（ICSI） P.112

初診では、女性は問診や内診、超音波検査や血液検査など基本的な検査を行います。この段階で、子宮筋腫などの不妊要因が見つかる場合もありますが、不妊は1つの要因だけで起こるとは限りません。月経周期に合わせて初期検査をひと通り行うことで、不妊を招いている原因をより詳しく特定でき、その後の治療方針が決めやすくなります。

どんな治療をいつ行うかは、医師と相談しながら決定していきます。明らかな不妊原因が見つからない場合は、タイミング法など妊娠に向けた治療を開始。女性の年齢が35歳以上の場合は、最初から体外受精や顕微授精などの高度不妊治療へとステップアップする場合もあります。

初診では何をするの？

病院で記入する問診票や基礎体温表などをもとに、医師が問診を行います。ほとんどの病院で、ホルモン量や貧血、白血球の状態などをみるために、血液検査と尿検査も初診で実施します。さらに、医師の触診や超音波による内診で、子宮や卵巣、おりものの状態などを調べます。生理中は内診ができないので、生理直後に行くのがおすすめです。

1 問診 → 2 血液検査・尿検査 → 3 内診・超音波検査

不妊検査のスケジュール

不妊を招く要因となる病気がないか、
またはどこに問題があって不妊体質になっているかを特定するために、
月経周期に合わせてホルモンや子宮、卵巣の状態を検査していきます。

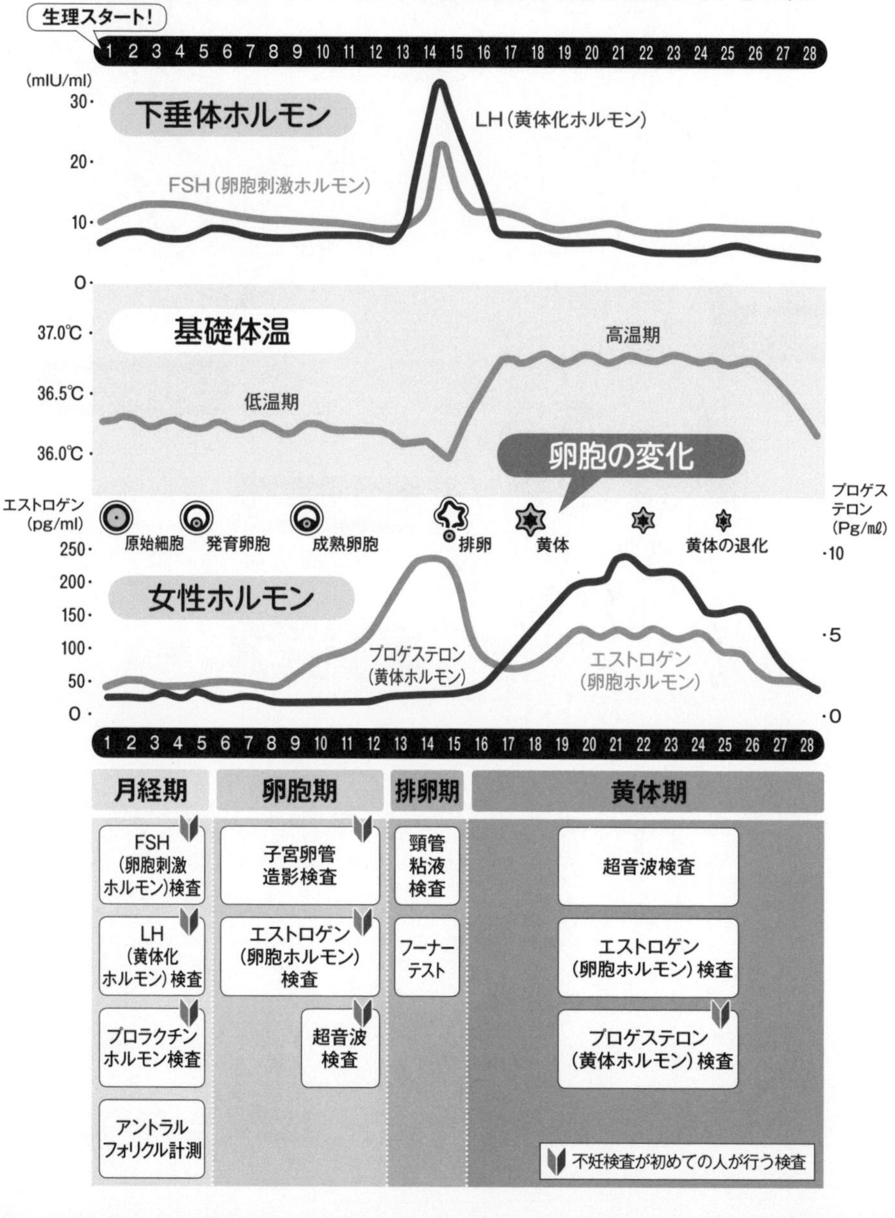

女性不妊の主な原因

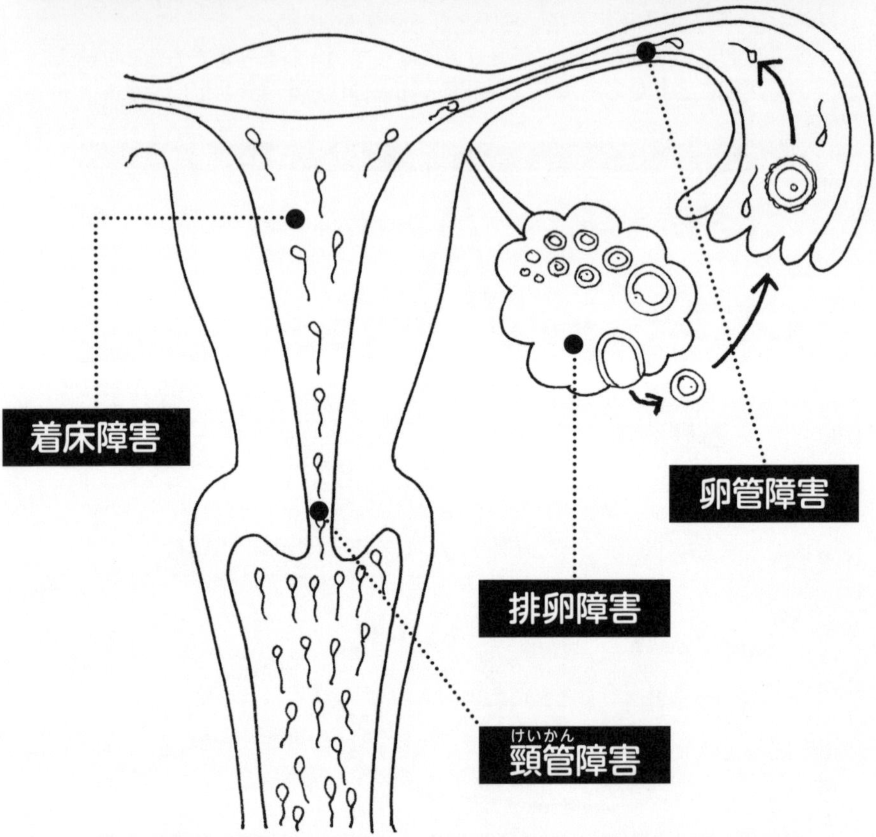

卵管障害

不妊に悩む女性の約3割に見られるという卵管障害。子宮と卵巣をつなぐ卵管は、狭いところで直径がわずか1㎜ほど。ここがつまったり癒着したりすると、卵子や精子が通りにくくなり、受精や着床の妨げとなってしまいます。

原因不明な場合が多いのですが、性器クラミジア感染症による卵管の炎症や、子宮内膜症が卵管に発生し、卵管が狭くなることからも引き起こされます。不妊検査のなかの卵管に炭酸ガスを送る通気検査や、造影剤による卵管造影検査で、癒着やつまりが改善される人もいます。卵管が完全に閉鎖している場合は腹腔鏡手術による治療、もしくは体外受精なども有効となります。

排卵障害

卵子が正常に排卵されない状態が原因。卵巣機能が低下し、排卵を促すのに必要なホルモン・エストロゲンの分泌が少ない場合は、排卵誘発剤を使用して治療します。また、通常は産後に多く分泌され、排卵を起こしにくくするホルモン・プロラクチンの値が高くなる高プロラクチン血症という病気も、不妊女性の約2割に見られます。

　さらに、卵子が成熟できず排卵がストップする多嚢胞性卵巣症候群《たのうほうせいらんそうしょうこうぐん》、成熟卵子が卵巣から外に出てこない黄体化非破裂症候群なども、排卵障害の主な病気。ストレスや無理なダイエットなどでホルモンバランスが崩れることも要因となり、主に経口薬などを用いて治療します。

頸管障害

膣と子宮腔をつなぐ細い管の部分が子宮頸管。通常は排卵期になると、精子が子宮へと進みやすくなるように頸管粘液の分泌量が増えます。ところが、この粘液が不足してしまう頸管粘液不全では、精子が子宮へとうまく進めず、受精しにくくなってしまうのです。ホルモンバランスの乱れや、クラミジアなど性感染症による頸管の炎症などで引き起こされることが多く、ホルモン療法や性感染症治療などが中心になります。

　女性側に、精子に対するアレルギーを起こさせる抗精子抗体がある場合も、頸管内で精子が死んでしまうため、妊娠が困難に。現在では、最初から体外受精で妊娠をめざす方法を選択することが多くなっています。

着床障害

子宮のトラブルやホルモンバランスの乱れから、受精卵が着床しにくくなる症状。20代の若い女性にも増えている子宮筋腫は、子宮の筋層や内部にできる良性の腫瘍ですが、できた場所や大きさによっては着床を妨げたり、流産・早産を起こしやすくなったりします。

　また、子宮内膜にポリープや癒着、炎症、がんなどの異常がある場合や、卵巣嚢腫《らんそうのうしゅ》なども、着床障害の原因になります。

　いずれの症状も程度により、薬や手術などの治療法を選びます。

　なかには、生まれつき子宮の形が正常でない先天的な子宮奇形の人も。妊娠に問題ないケースもありますが、医師と十分相談して治療しましょう。

男性の不妊検査と原因

婦人科でも検査OK 精液検査がもっとも重要

不妊の原因が、男性側にある可能性は約半分（P80）。いち早く不妊原因を特定するためには、男性も女性と一緒に検査を受けるのが理想です。男性不妊の専門外来を併設する病院はまだ数が少ないので、まずは基本の検査を不妊外来のある婦人科で受けてみるとよいでしょう。検査で異常が見つかった場合は、泌尿器科または男性不妊専門医による精密検査や治療を行うことになります。

初診では、問診や性器・体の触診と視診が行われます。男性不妊でもっとも重要なのが精液検査ですが、精液の採取前には禁欲期間を設ける必要があり、初診では行わない病院もあります。より確実に精子の状態をみるため、期間をあけて、複数回精液検査を行うことも想定を。

検査内容と流れ

1 問診

現在の健康状態、過去の病歴などを記入した問診票をもとに行います。セックスの頻度や勃起状態などデリケートな質問も含みますが、治療に不可欠なので、正直に回答を。

2 触診・視診

性器の大きさや形などを医師が観察し、直接触って調べる検査なので、抵抗を感じる人も多いよう。短時間で済むので、できるだけリラックスして臨みましょう。

3 血液検査

血中のホルモン値を調べ、男性ホルモンの値が低下していないかを検査。精子の形成や性欲などとも関わる卵胞刺激ホルモン、黄体化ホルモン、プロラクチンなどの値も調べます。

4 精液検査

精液を採取し、量や精子数、精子の運動率、奇形率などを調べます。精子の状態は体調やストレスなどで大きく左右されるため、期間をあけて数回検査を行う場合もあります。

精液採取のポイント

- 採取の前は4～5日間の禁欲期間を設ける
- 病院で採取したほうが、新鮮な精液で検査ができる
- 自宅採取の場合は、専用の容器に入れて3時間以内に病院へ持参
- 女性が代わりに持参するときは、ポケットの中やブラジャーの間に挟むなど、なるべく体温と同じ温度をキープ

男性不妊の主な原因

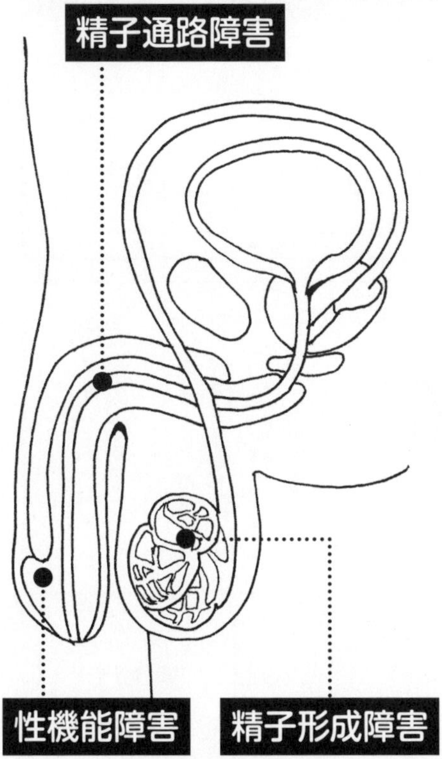

精子形成障害

男性不妊全体の約９割を占めるのが、精子を作る過程に問題があるケース。精子の数が少なくなる精子減少症や精巣中の精子の濃度が低くなる乏精子症、精子の運動率の低下などは、原因不明の場合もありますが、精巣近くにできる静脈瘤《じょうみゃくりゅう》から起こることも。また、精子がまったくいない無精子症の多くに、※クラインフェルター症候群などの染色体異常が発見されています。精液中の精子がゼロでも、精巣から直接精子を採取し、顕微授精を行うことが可能です。

※クラインフェルター症候群とは？

男性の性染色体異常の１つ。通常は「XY」となる性染色体が、X染色体が１つ以上多い「XXY」「XXXY」などになります。第二次性徴あたりから精巣の発達が止まるため、睾丸が小さくなりますが、陰茎の大きさは正常に発達します。不妊検査で初めて気づく人も多く、男性ホルモンの補充などの治療が行われることも。

精子通路障害

造精機能に問題はなくても、精子を放出する経路に異常があるケース。精管閉塞は、過去に受けたヘルニア手術や性感染症などによる精巣の炎症が主な原因。精子が睾丸から出てきても、つまって外に出られないので、手術による治療を行います。また、精液が尿道から外に出ず膀胱《ぼうこう》に流れこんでしまう逆行性射精は、先天的な原因が主なため治療は難しく、睾丸から精子を採取して顕微授精を行う方法がとられます。

性機能障害

セックス時に問題が出るケースで、男性の症状としてED（勃起障害）や射精障害などがあります（P.102）。どちらもストレスが体に影響している場合が多く、セックスがうまくいかない状態を放っておくと、セックスレスを招く恐れも。原因となるストレスと上手に向き合い、必要に応じて医師や専門家のカウンセリングを受けることが、改善のカギとなります。

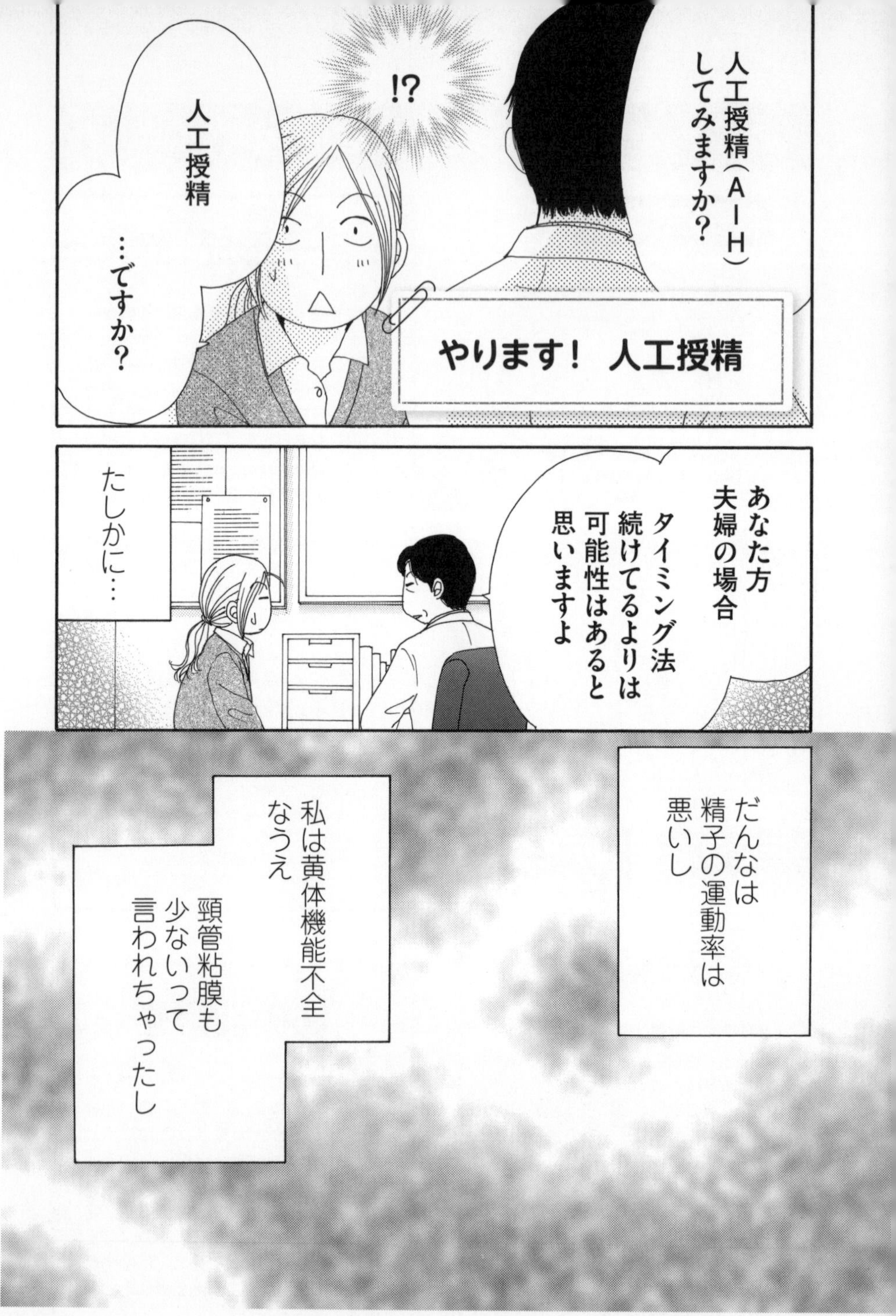
人工授精(AIH)してみますか?
!?
人工授精…ですか?
やります! 人工授精
あなた方夫婦の場合タイミング法続けてるよりは可能性はあると思いますよ
たしかに…
だんなは精子の運動率は悪いし
私は黄体機能不全なうえ頸管粘膜も少ないって言われちゃったし

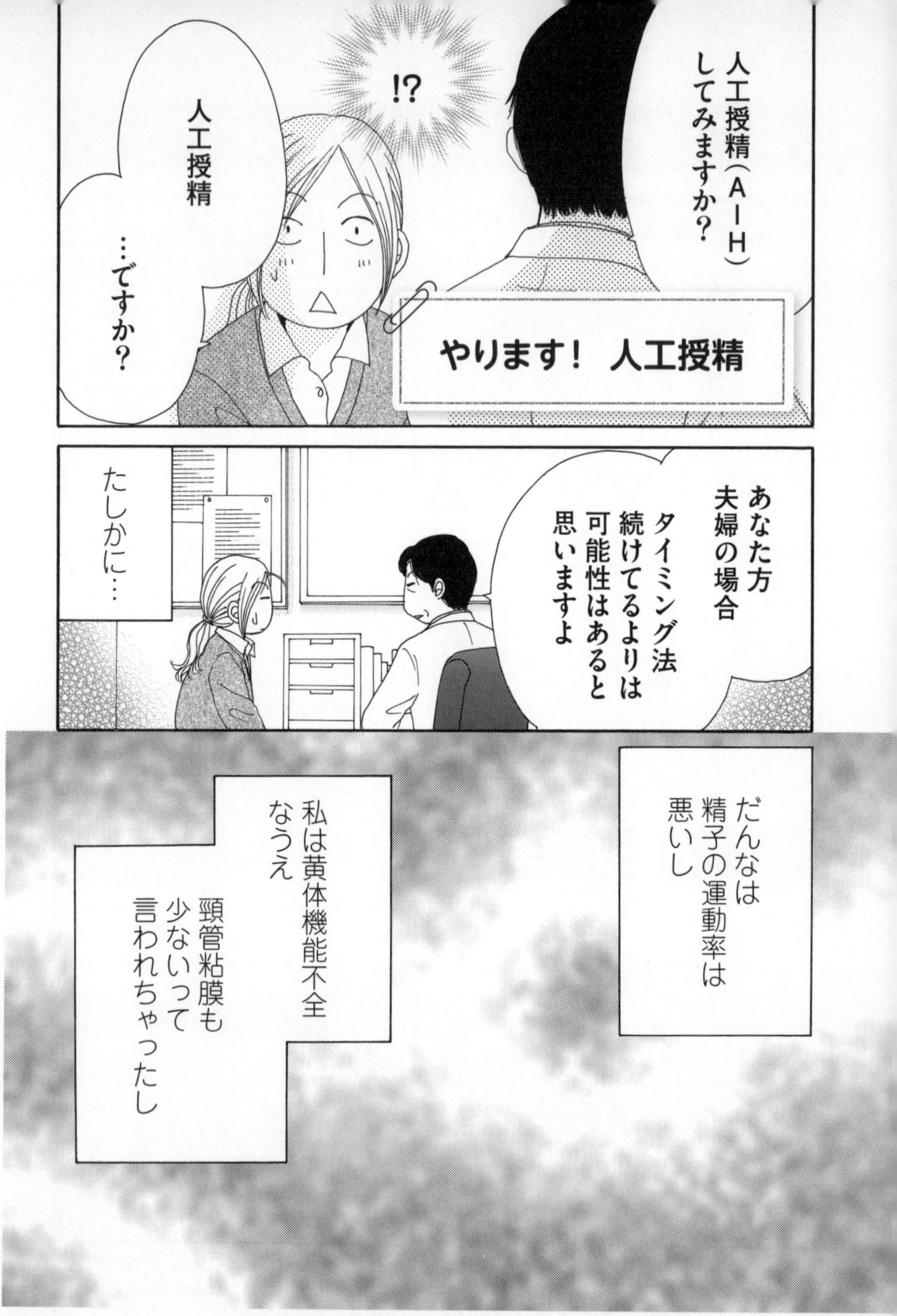

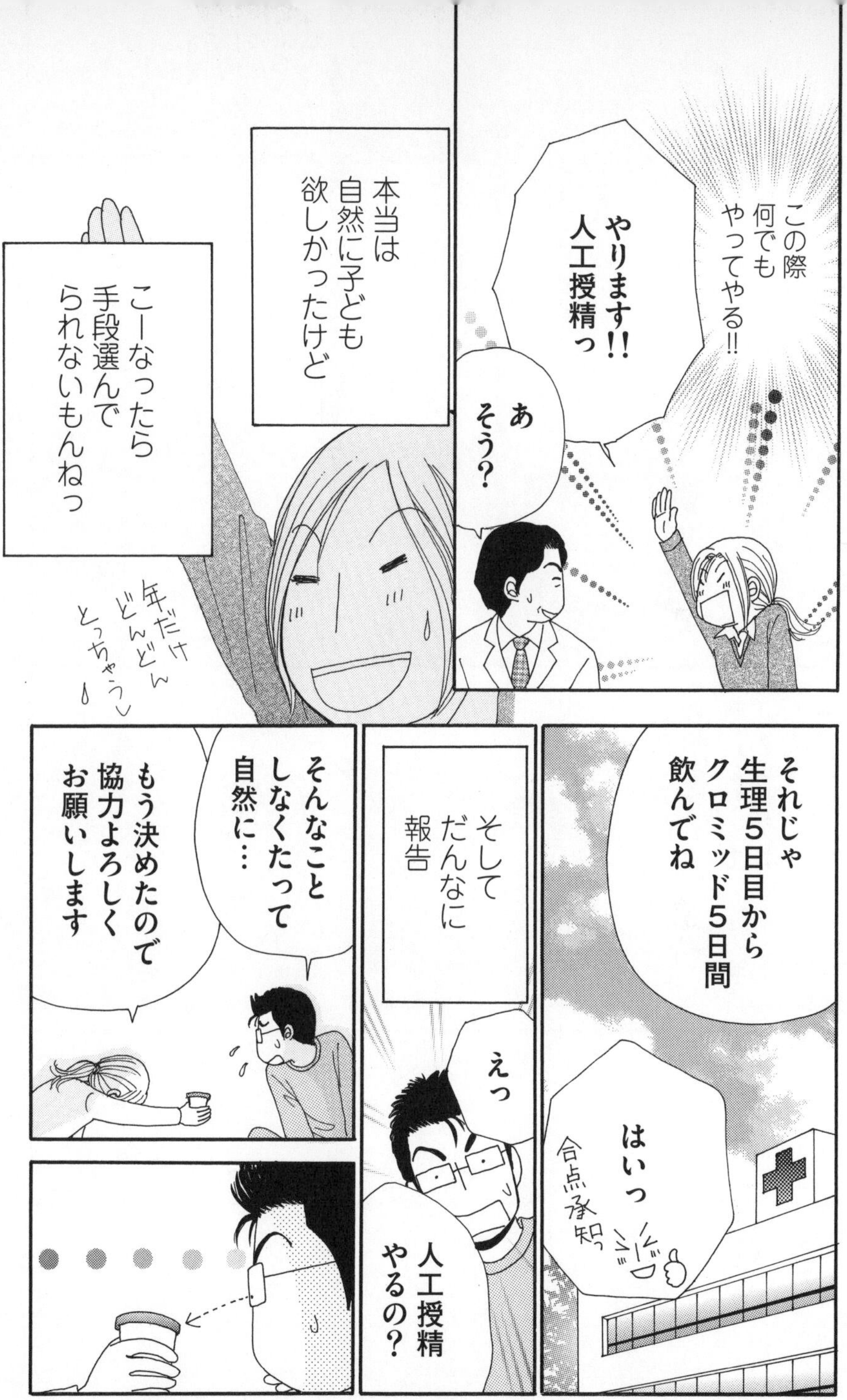
この際
何でも
やってやる!!
やります!!
人工授精っ
あ
そう?
本当は
自然に子ども
欲しかったけど
こーなったら
手段選んで
られないもんねっ
年だけ
どんどん
とっちゃう
それじゃ
生理5日目から
クロミッド5日間
飲んでね
はいっ
合点承知っ
そして
だんなに
報告
えっ
人工授精
やるの?
そんなこと
しなくたって
自然に…
もう決めたので
協力よろしく
お願いします

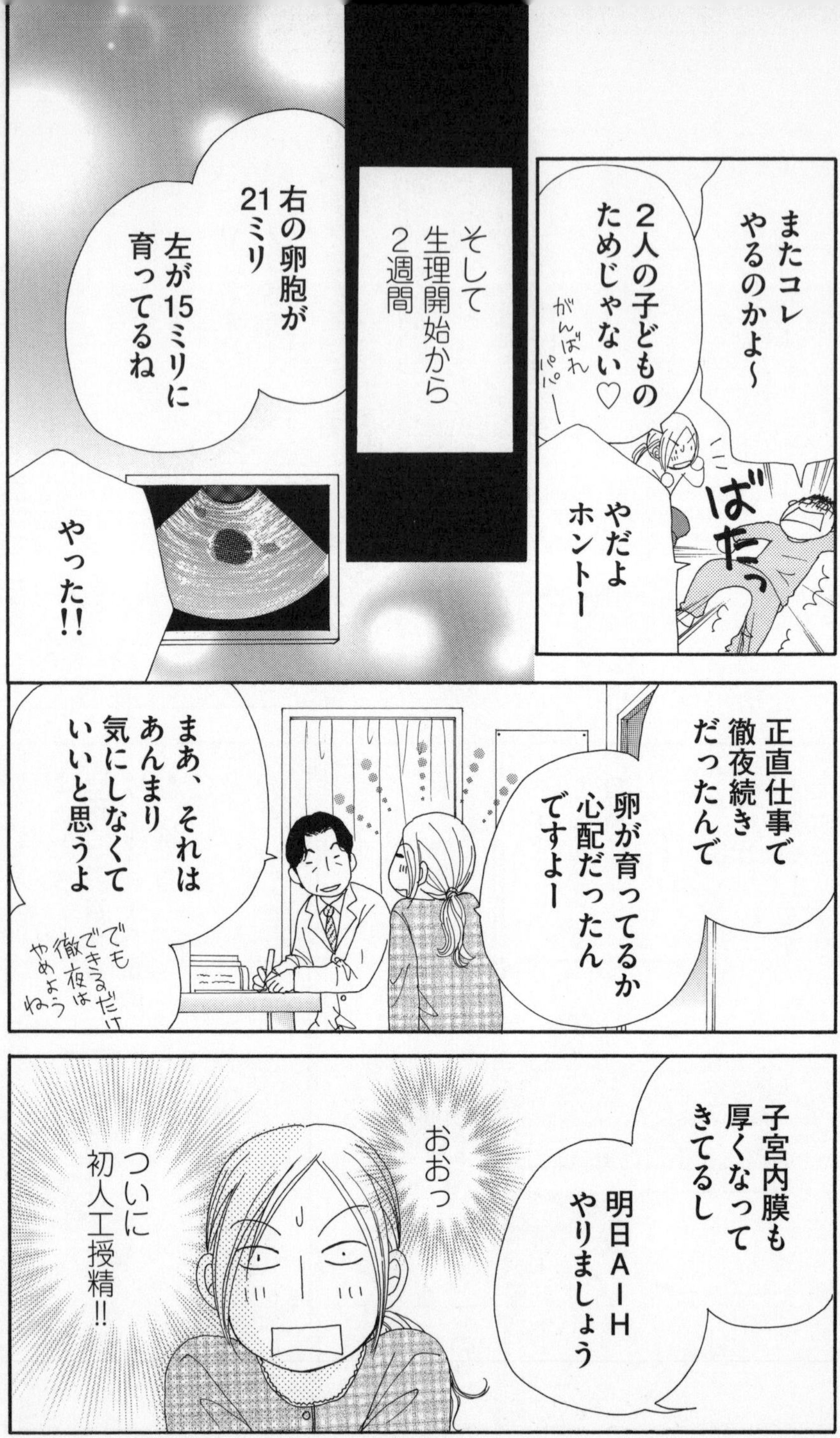
またコレ
やるのかよ～
2人の子どものためじゃない♡
がんばれパパー
ばたっ
やだよ
ホントー
そして生理開始から2週間
右の卵胞が21ミリ
左が15ミリに育ってるね
やった!!
正直仕事で徹夜続きだったんで
卵が育ってるか心配だったんですよー
まあ、それはあんまり気にしなくていいと思うよ
でもできるだけ徹夜はやめようね
子宮内膜も厚くなってきてるし
明日AIHやりましょう
おおっ
ついに初人工授精!!

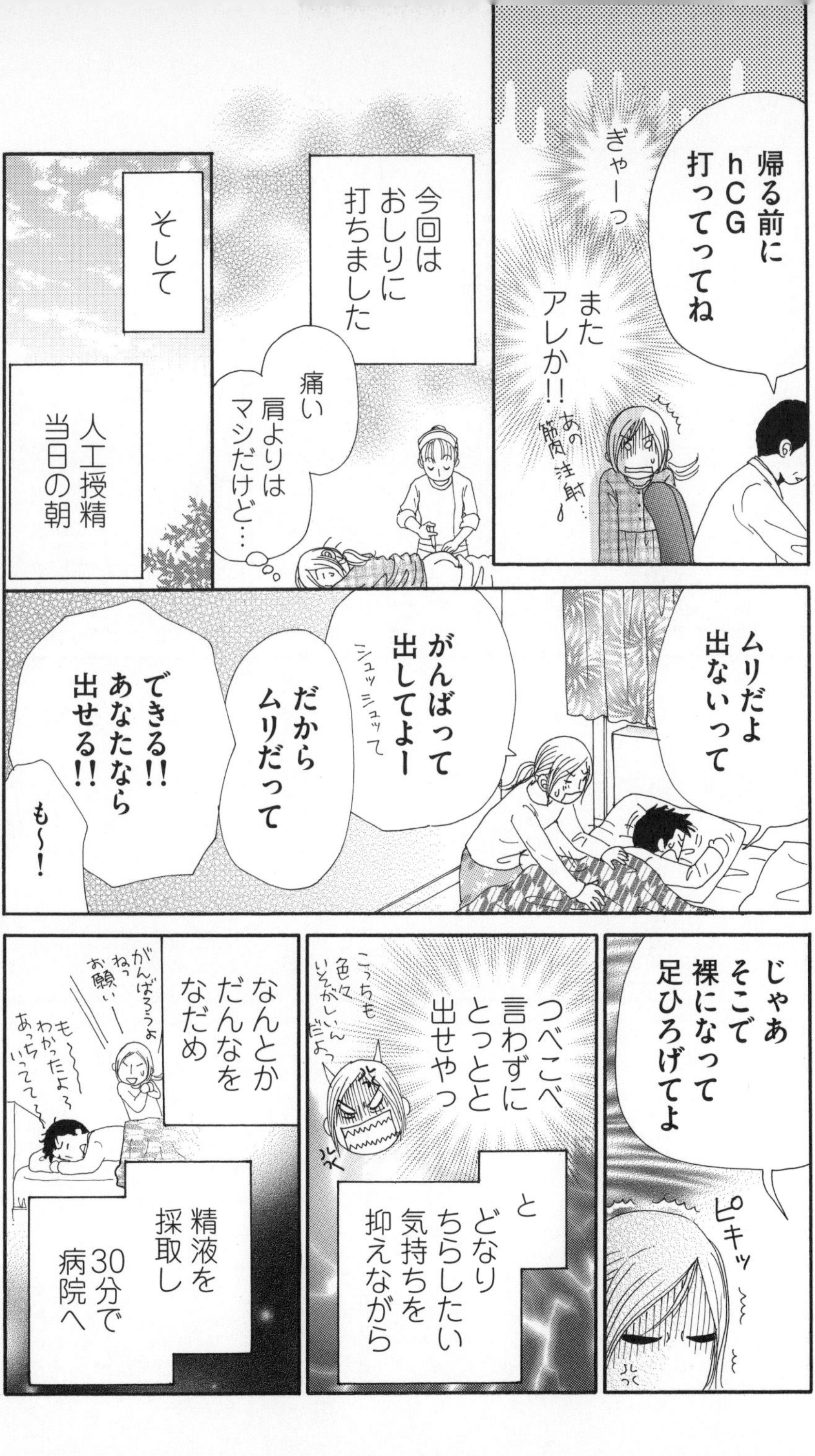
帰る前に hCG打ってってね
ぎゃーっ
またアレか!!
あの筋肉注射…
今回はおしりに打ちました
痛い 肩よりはマシだけど…
そして
人工授精当日の朝
ムリだよ出ないって
がんばって出してよー
シュッシュッて
だからムリだって
できる!! あなたなら出せる!!
も〜!
じゃあそこで裸になって足ひろげてよ
ピキッ
つべこべ言わずにとっとと出せやっ
こっちも色々いそがしいんだよっ
と どなりちらしたい気持ちを抑えながら
なんとかだんなをなだめ
がんばろうよねっ お願い—
も〜わかったよ〜 あっちいってて〜
精液を採取し30分で病院へ

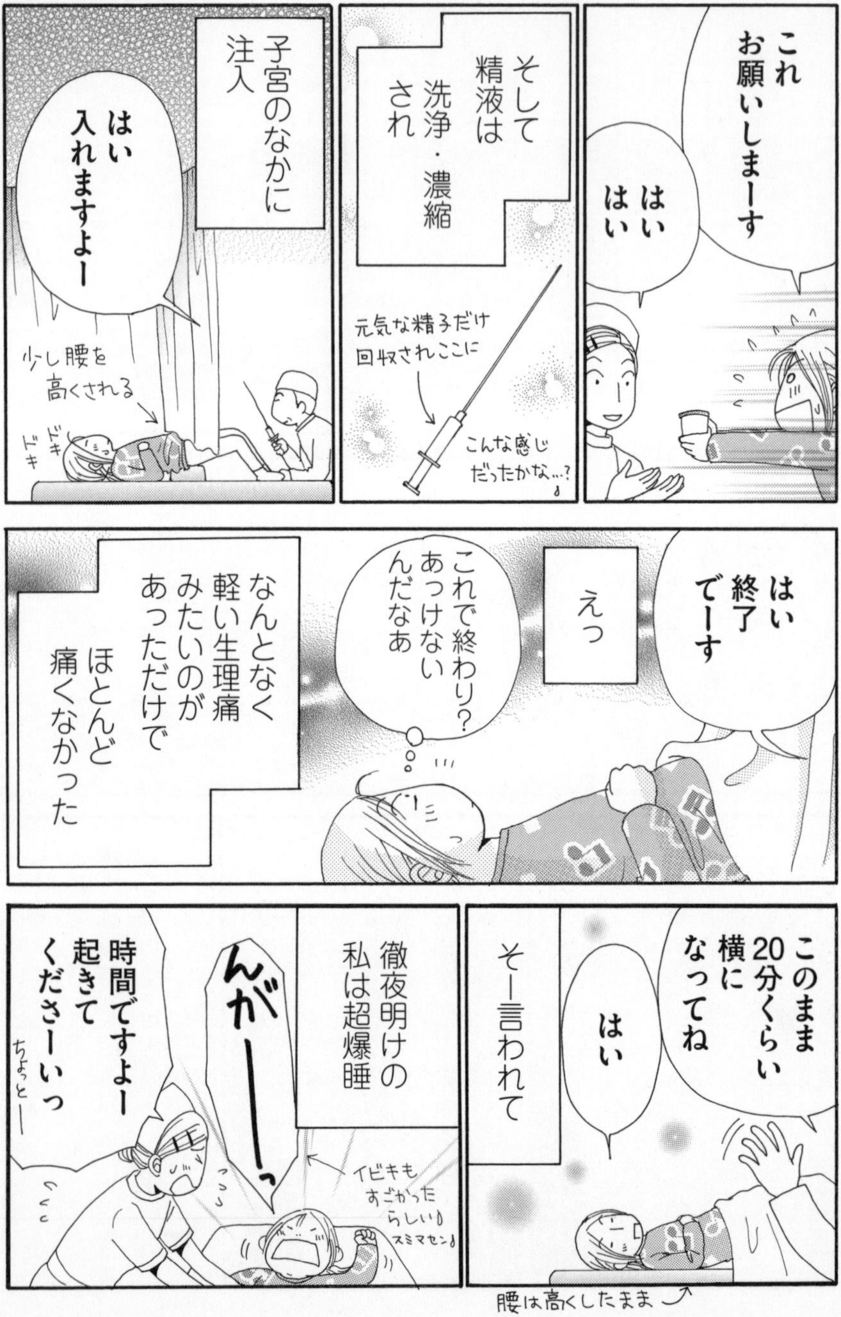

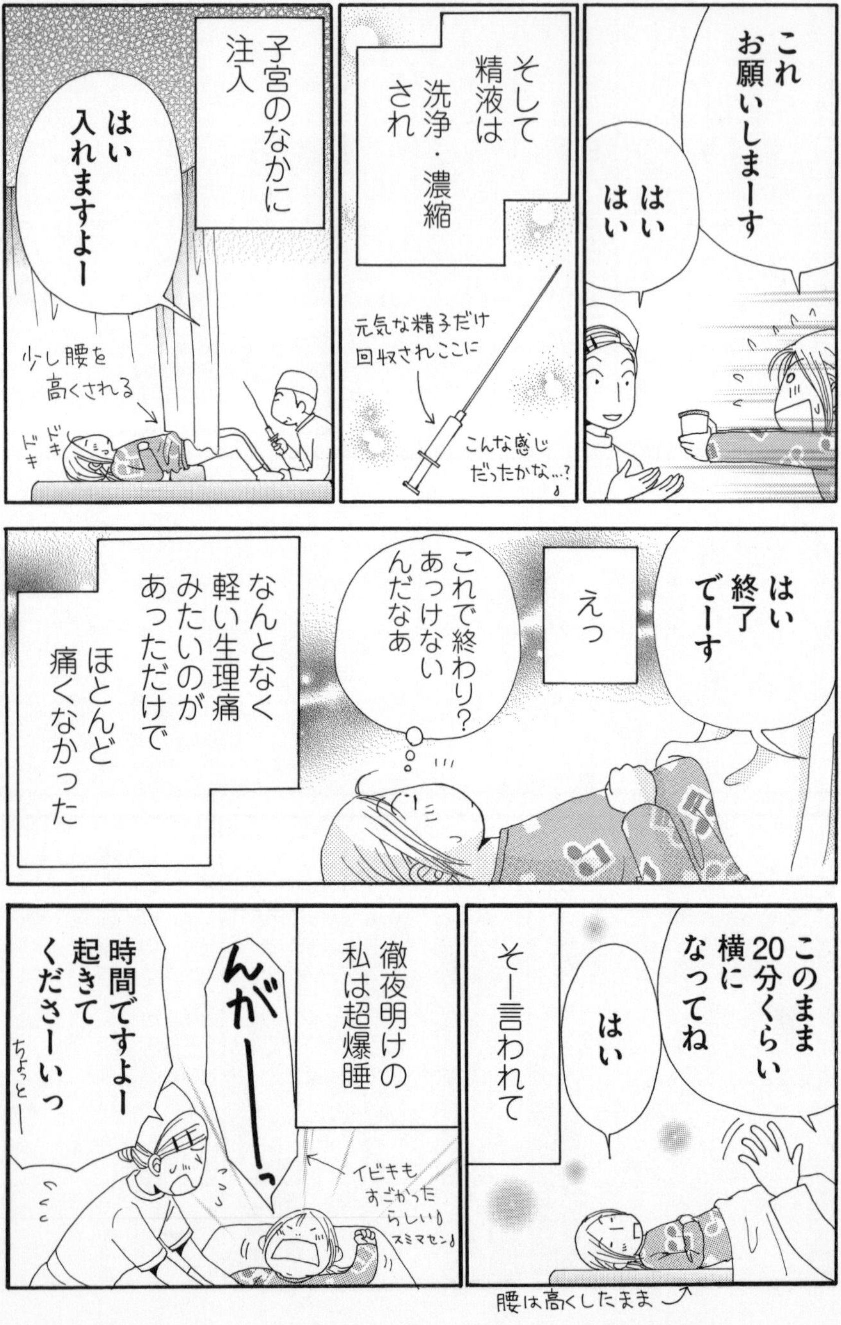

これ お願いしまーす
はい はい
そして 精液は 洗浄・濃縮 され
元気な精子だけ 回収されここに
こんな感じ だったかな…?
子宮のなかに 注入
はい 入れますよー
少し腰を 高くされる
ドキ ドキ
はい 終了 でーす
えっ
これで終わり? あっけない んだなあ
なんとなく 軽い生理痛 みたいのが あっただけで
ほとんど 痛くなかった
このまま 20分くらい 横に なってね
はい
そー言われて
腰は高くしたまま
徹夜明けの 私は超爆睡
んがーーっ
イビキも すごかった らしい♪ スミマセン♪
時間ですよー 起きて くださーいっ
ちょっとー

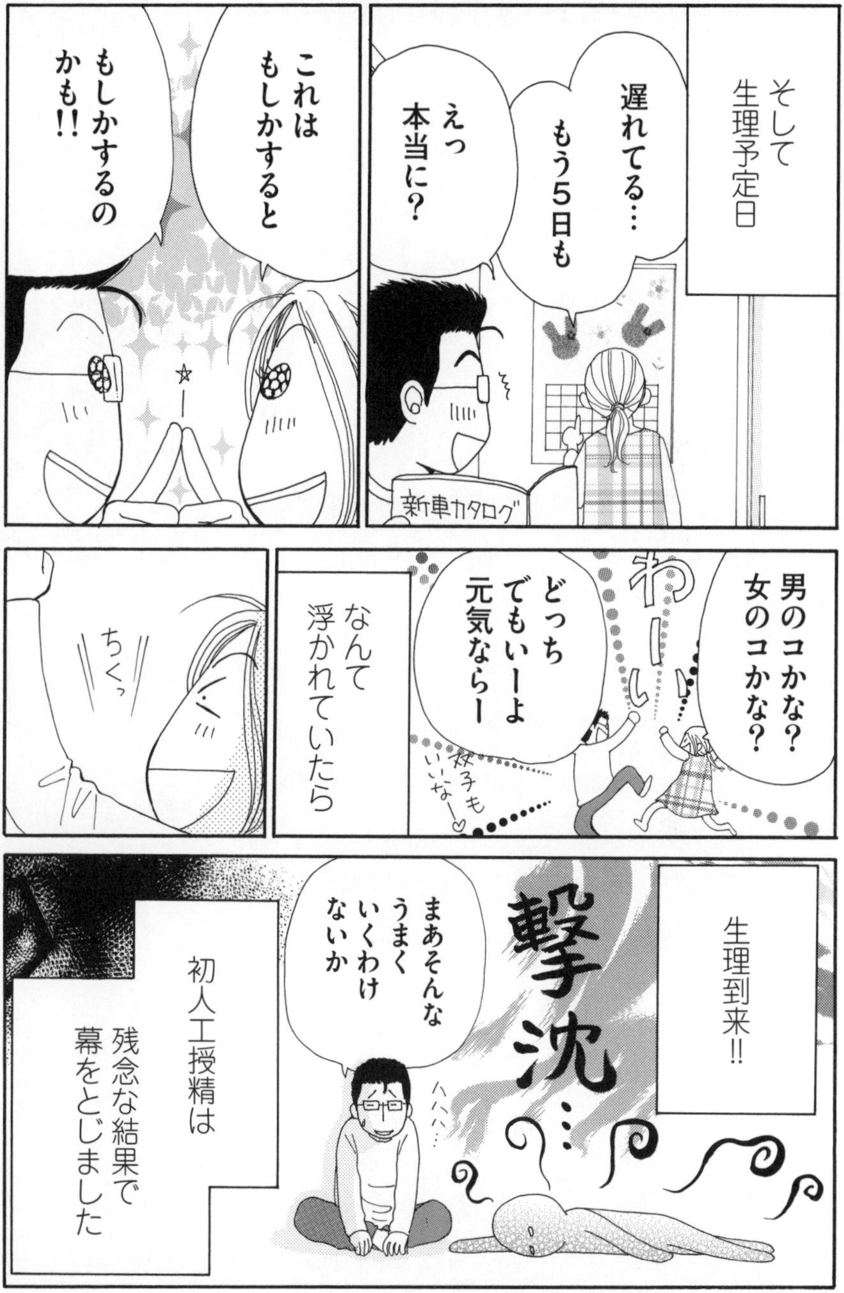
そして生理予定日
遅れてる… もう5日も
えっ 本当に?
新車カタログ
これは もしかすると
もしかするのかも!!
男のコかな? 女のコかな?
わーい…
どっち でもいーよ 元気ならー
双子も いいなー♡
なんて浮かれていたら
ちくっ
生理到来!!
撃沈…
まあそんな うまく いくわけ ないか
ハハハ…
初人工授精は 残念な結果で 幕をとじました

中級編

action 2

精子と卵子をサポートして自然妊娠！
人工授精（AIH）

費用と体への負担が少なく、不妊治療のなかではハードルが低めの人工授精。タイミング法からのステップアップとして選択されることが多い、自然妊娠を手助けする治療法です。

人工授精とはどんな治療法？

精子の選抜メンバーを子宮に直接送り込む！

精子と卵子の子宮内での出会いを人工的にサポートするだけで、受精や着床といったプロセスは自然妊娠と同じです。一般的に、タイミング法の次のステップとして行う治療法で、他の高度治療と比べると体への負担も軽く、セックスを行わないタイミング法というイメージ。

事前に採取した精子を洗浄・濃縮し、より元気な精子を選んで子宮内に入れるという方法により、自然な受精をバックアップするのです。

人工授精に適するケース

- ED（勃起障害）やセックスレスなどがある
- 精子の運動率などに問題がある
- 女性の年齢が比較的若い

人工授精の流れ

Step 1 排卵日を予測

基礎体温と超音波検査、ホルモン検査で、排卵日を予測。確定したら、排卵の前日または当日に人工授精を行います。

Step 2 精子を採取する

男性は３～４日間禁欲した後、人工授精当日に病院で精液を採取します。男性が病院に来られない場合、自宅で採取し３時間以内に女性が持参。

Step 3 精子を洗浄・濃縮

採取した精子を遠心分離器にかけて洗浄・濃縮し、運動率の高い成熟した精子をよりわけます。作業時間は１時間ほど。

Step 4 精子を子宮に注入

内診台にのり、膣から子宮へとカテーテルを使って精子を注入します。時間は１分程度。20～30分ほど休んで、帰宅してOK。

人工授精を行った後

ふだん通りの生活でゆったりペースで過ごそう

治療のすぐ後は、激しい運動を避けましょう。入浴はOK。ふだん通りの生活でかまいませんが、なるべくゆったりとリラックスして過ごすよう心がけて。

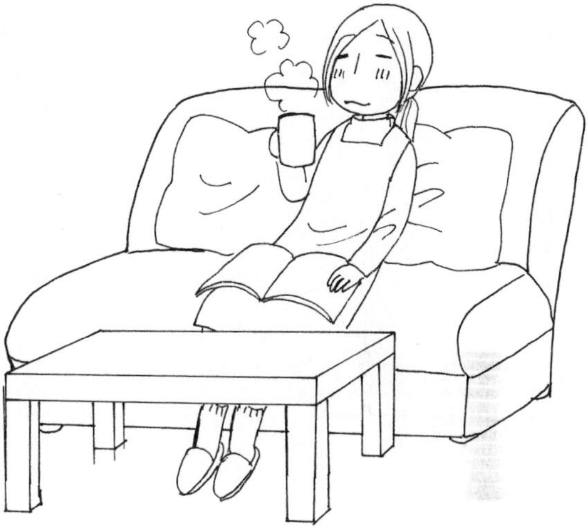

基礎体温は引き続きチェック！

治療後も基礎体温表の記録を続けましょう。高温期が３週間以上続けば妊娠の可能性が！　妊娠しなかった場合は、医師と今後の治療法などを相談しましょう。

人工授精の成功率は5～10％

元気な精子の選抜メンバーを送り込む人工授精ですが、じつは通常の自然妊娠よりも、妊娠にいたる成功率は低いのです。もともと精子は子宮の中を泳いでいくうちに、受精能力を高めていく性質があります。人工的に子宮に注入した精子では、このような受精能力の獲得ができないことも、原因の１つと考えられています。

しかし、ほかの高度不妊治療に比べると費用が低額で、体への負担も少ないため、不妊原因が不明で女性の年齢が35歳以下のカップルや、EDの方などにはチャレンジするメリットも。排卵誘発剤を使って卵子の数を増やす、成熟卵子を排卵させるなどの方法で、成功率は約数倍高まります。

人工授精にかかる費用

⇒費用の一例はP.128

人工授精自体は健康保険が適用されないため、自費診療となります。費用の相場は１～２万円。この他に内診や超音波検査、排卵誘発剤を使用した場合の費用などがかかることも。病院によって健康保険適用の範囲や費用の設定が異なるため、治療の前に確認しておくと安心です。

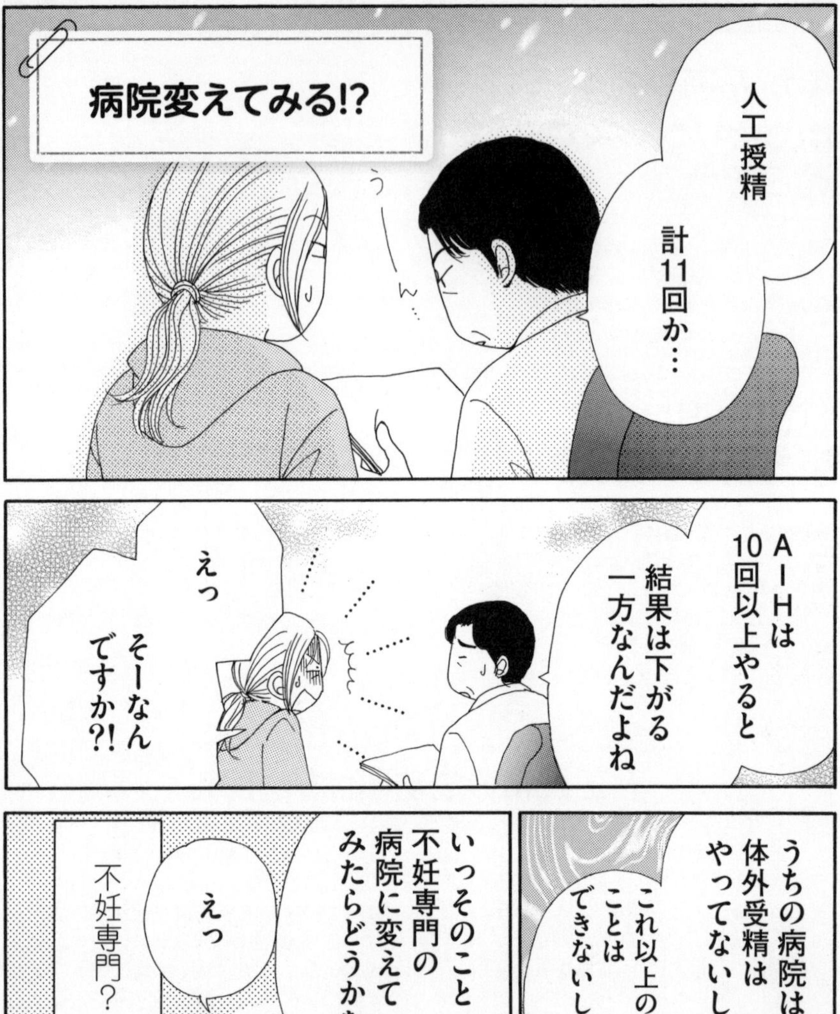
病院変えてみる!?
人工授精 計11回か…
うーん…
AIHは10回以上やると結果は下がる一方なんだよね
えっ そーなんですか?!
うちの病院は体外受精はやってないし
これ以上のことはできないしなぁ…
うーん…
いっそのこと不妊専門の病院に変えてみたらどうかな?
えっ
不妊専門?
紹介状書きますよ

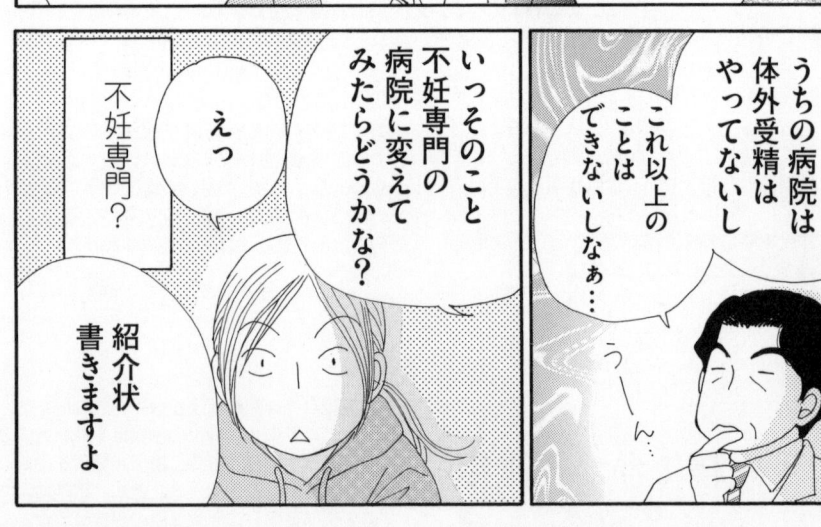

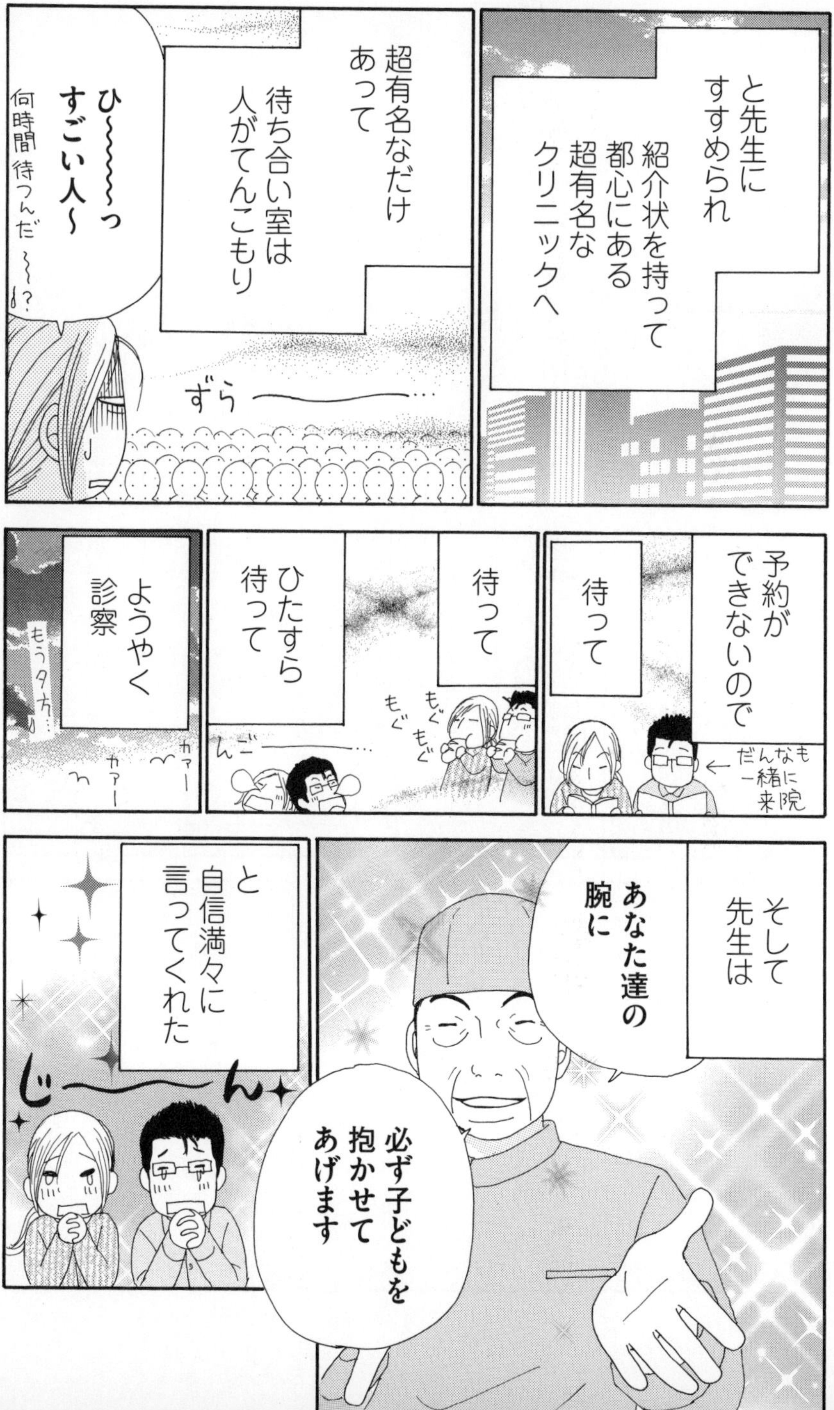
と先生にすすめられ
紹介状を持って都心にある超有名なクリニックへ
超有名なだけあって
待ち合い室は人がてんこもり
ずら――…
ひ〜〜〜〜っすごい人〜
何時間待つんだ〜〜?
予約ができないので
だんなも一緒に来院
待って
待って
もぐもぐもぐ
ひたすら待って
んご――…
ようやく診察
もう夕方…
カァー
カァー
そして先生は
あなた達の腕に
必ず子どもを抱かせてあげます
と自信満々に言ってくれた
じ――ん

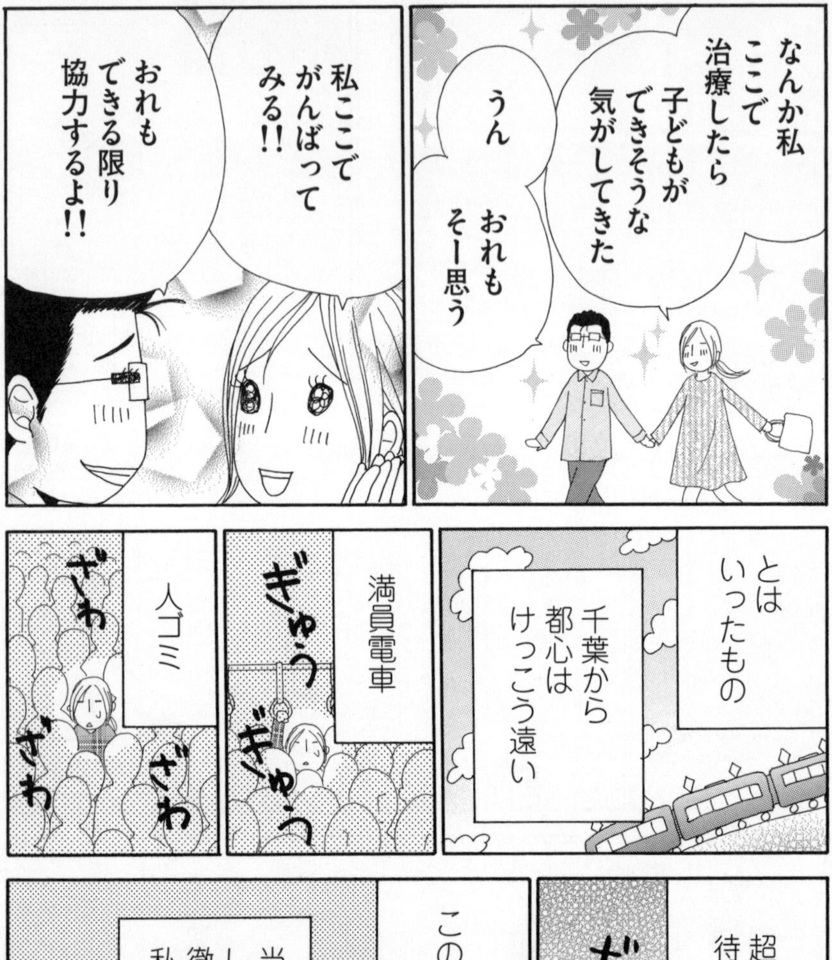
なんか私
ここで
治療したら
子どもが
できそうな
気がしてきた
うん
おれも
そー思う
私ここで
がんばって
みる!!
おれも
できる限り
協力するよ!!
とは
いったもの
千葉から
都心は
けっこう遠い
満員電車
ぎゅう
ぎゅう
人ゴミ
ざわ
ざわ
ざわ
超長い
待ち時間
だら〜ん
このすべてが
当時連載を
していて
徹夜続きだった
私には
非常に
きつかった

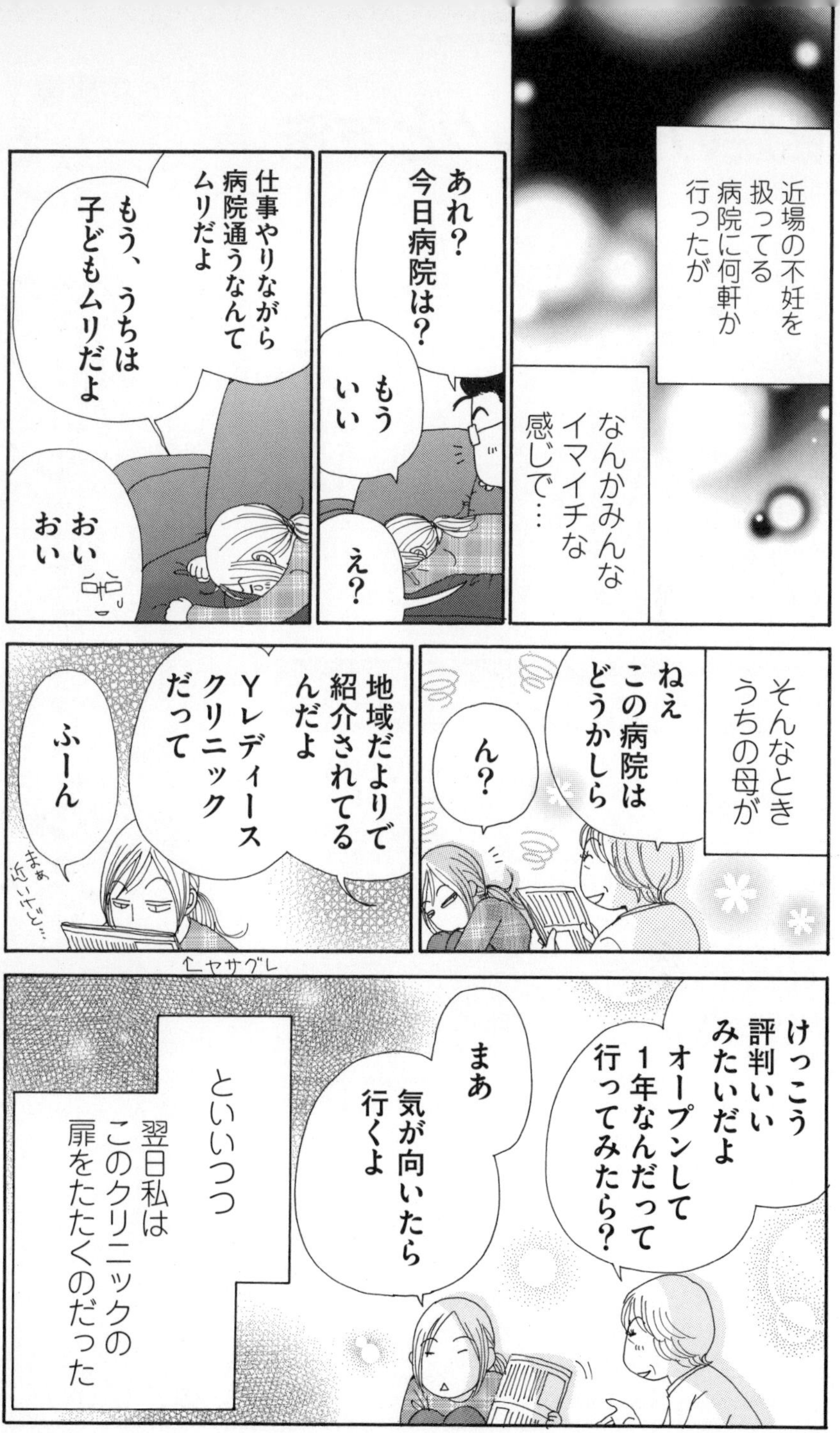
近場の不妊を扱ってる病院に何軒か行ったが
なんかみんなイマイチな感じで…
あれ？今日病院は？
もういい
え？
仕事やりながら病院通うなんてムリだよ
もう、うちは子どもムリだよ
おいおい
そんなときうちの母が
ねえこの病院はどうかしら
ん？
地域だよりで紹介されてるんだよ Yレディースクリニックだって
ふーん
まぁ近いけど…
↑ヤサグレ
けっこう評判いいみたいだよ オープンして1年なんだって 行ってみたら？
まあ 気が向いたら行くよ
といいつつ 翌日私はこのクリニックの扉をたたくのだった

中級編

action 3

治療でなかなか結果がでないとき……病院を変えてみる？

治療を始めても、すぐに妊娠できるケースばかりではありません。そんなときに重要なのが、医師との信頼関係。病院や医師の方針が合わないと感じたときは、転院という方法も。

転院のタイミングと方法

不安や希望を再確認し信頼できる医師を探そう

治療が長びくにつれ、体にも心にも負担がかかりがちな不妊治療。「先生とのコミュニケーションがうまくとれない」「顕微授精など高度な治療に進みたい」「子連れの患者さんや妊婦さんが多くてストレス」など、いまの病院に不満を感じたり、ステップアップを希望したりするときは、転院を考えるのもいいでしょう。まずはどんな環境でどんな治療をしていきたいのかを整理し、相性のいい医師を探すのがポイントです。

転院を成功させる病院選び

産院を併設しない不妊専門の施設

病院での待ち時間がストレスという人も多いよう。産科を併設していない不妊専門のクリニックなら、待合室で妊婦と一緒になることもありません。なかには他の患者に配慮して、２人目不妊の患者の子連れ来院を制限しているところもあります。

不妊治療の経験を積んだ医師が担当している

「半年以上も同じ治療を繰り返し、結果が出ないのに次の提案をしてくれない」など、治療内容に関する不満があるときは、実績を重視してクリニックを探すのもいいでしょう。患者の年齢や状態に合わせてさまざまな治療を試してくれるかなど、治療内容も確認を。

医師がじっくり話を聞いてくれる

「先生が高圧的」「治療について説明不足」など、医師への不信感も転院の大きなきっかけになります。人気のクリニックでは多くの患者をみるため、どうしても診察が短時間になる傾向もありますが、患者の相談に対し真摯《しんし》に耳を傾けてくれる医師を探しましょう。

病院の立地環境がよく院内が清潔

顕微授精など高度な治療に進みたい場合、立地環境も重要。大切な卵子や精子を預ける場所ですから、できるだけ騒音や振動などのない、静かで清潔な病院を選びましょう。通院回数が増えることを考えて、自宅や勤務先からの通いやすさも考慮して。

不妊認定看護師やカウンセラーがいる

不妊治療に対する高い知識を持つ認定看護師や、心の専門家である臨床心理士、不妊カウンセラー。こうしたスタッフをそろえた施設はまだ多くありませんが、治療内容に関する相談が気軽にでき、悩みも聞いてもらえるなど、患者の大きな支えになることも。

優れたエンブリオロジストが複数勤務している

高度治療の成功は、精子や卵子の培養や受精操作などを専門に扱うエンブリオロジスト（胚《はい》培養士）の腕にもかかっているといわれるほど。「体外受精を数回試したけど、結果が出ない」という場合は、すぐれた技術者が２名以上いる専門クリニックで再チャレンジを。

転院先はどうやって探す？

主治医に相談する

主治医との信頼関係は築けているけれど、今の病院では行えない治療へのステップアップなどが理由で転院する場合は、主治医に相談してみるのも有効です。同業者のネットワークをもとに、より適したところを紹介してもらえることがあります。

友人や知人からの情報

周りに不妊治療をしている人がいれば、病院や医師などスタッフの雰囲気、治療についての評判を聞いてみるのが、もっとも確実。40代以上の高齢不妊や男性不妊もみてもらえるかなど、知りたい情報を確認しましょう。

不妊サイトのクチコミ

インターネットも情報源の1つ。なかでも不妊当事者の実体験などが書き込まれるクチコミサイトでは、リアルな意見や情報が得られます。ただし、ネット情報だけで決めつけず、気になる病院があれば試しに行ってみるなどして、自分自身で判断することが大切です。

不妊に関する本や雑誌

不妊関連の本や雑誌には、不妊専門のクリニックや医師が多く紹介されているものもあります。治療方針や実績、診察日・時間、費用の目安などが記載されていることも。これらを参考に、自分の希望する条件に当てはまるところを探してみましょう。

転院を決めたら行うこと

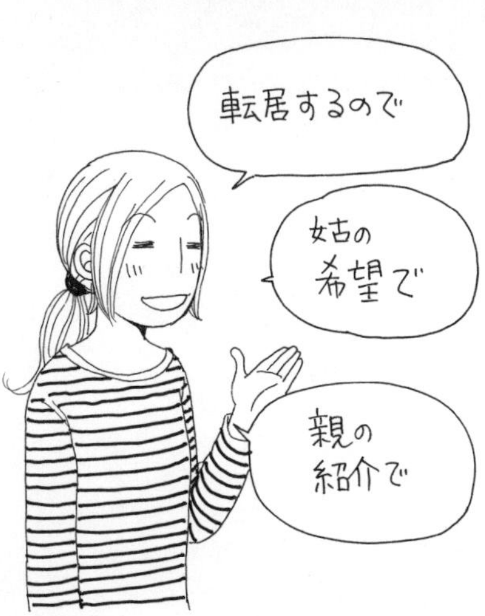

転院予定の病院へ

電話で治療内容の確認や予約を行う

病院のホームページなどで診療時間や治療内容などは確認できますが、事前に電話で疑問点を聞いておくのもおすすめです。スタッフの電話対応からも、病院の雰囲気が伝わってくるはず。人気クリニックでは、初診の予約が数か月先になるような場合も。すぐに治療を始めたい場合は、他のクリニックを探してみてもいいでしょう。

通っていた病院へ

転院について伝え紹介状を作成してもらう

これまでの治療内容や経過を記した紹介状をもらってから転院したほうが、検査の重複などのムダが省けてスムーズに治療を再開できます。これまでの主治医に転院を伝えるのは気まずいと思う人もいるようですが、転居など当たり障りのない理由をつければ、紹介状の作成を拒まれることは、ほぼありません。

column 3

不妊治療がセックスレスを招く!?

P.34でも述べたように、気持ちいいセックスや
愛のあるセックスは、妊娠の可能性を高めることがわかっています。
心と体はそれくらい密接にリンクしているのです。
ところが、不妊治療を続けるなかで、
心も体も満たすセックスから
遠ざかってしまうカップルも……。どんなに疲れていても、
排卵日のセックスが最重要ミッションとなると、
セックスを楽しむどころか、ストレスにしか感じない。
その繰り返しが体にも影響して性機能障害を招き、
セックスレスへといたるケースも増えています。

ストレスが原因となる性機能障害

女性

FSD（女性性機能障害）

女性版のEDとして、近年注目されています。ストレスや性的なトラウマが原因となり、セックスで興奮や快感が得られない、セックス時に強い痛みを感じる、セックス自体に嫌悪感を持つなどの症状が現れます。

治療法

体の機能的な原因による場合は、医師による治療が行われます。心因性の場合は、夫婦でよく話し合ってストレスを取り除く、カウンセリングを受けるなどして改善をめざします。（P.122）

男性

ED（勃起障害）

セックス時に勃起しない、または勃起が持続しない症状。精神的なストレスが原因となる場合がほとんどで、なかには妻に対してだけEDになってしまうようなケースもあります。

男性

射精障害

早漏、遅漏、逆行性射精のほか、女性の膣内では射精できない膣内射精不能などがあり、いずれもセックスに対するプレッシャーなど、心因性のものが多いと考えられます。

上級編

～高度不妊治療～

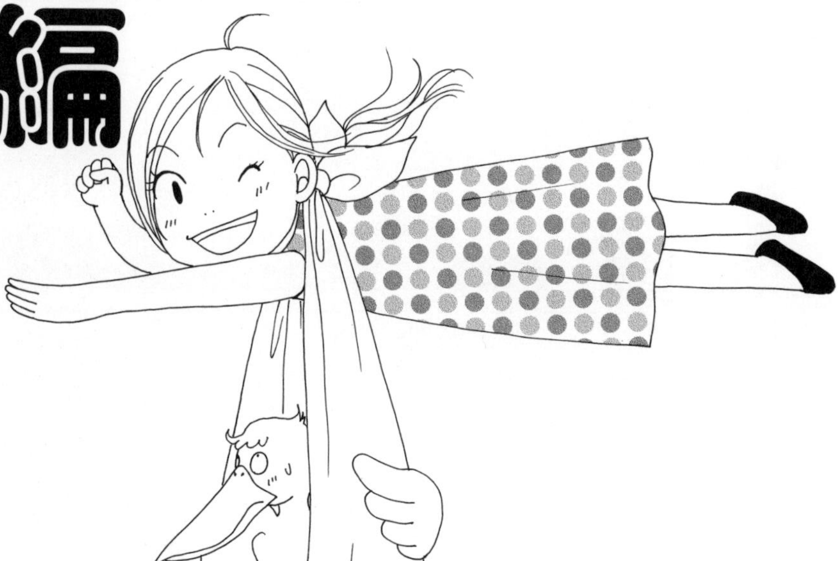

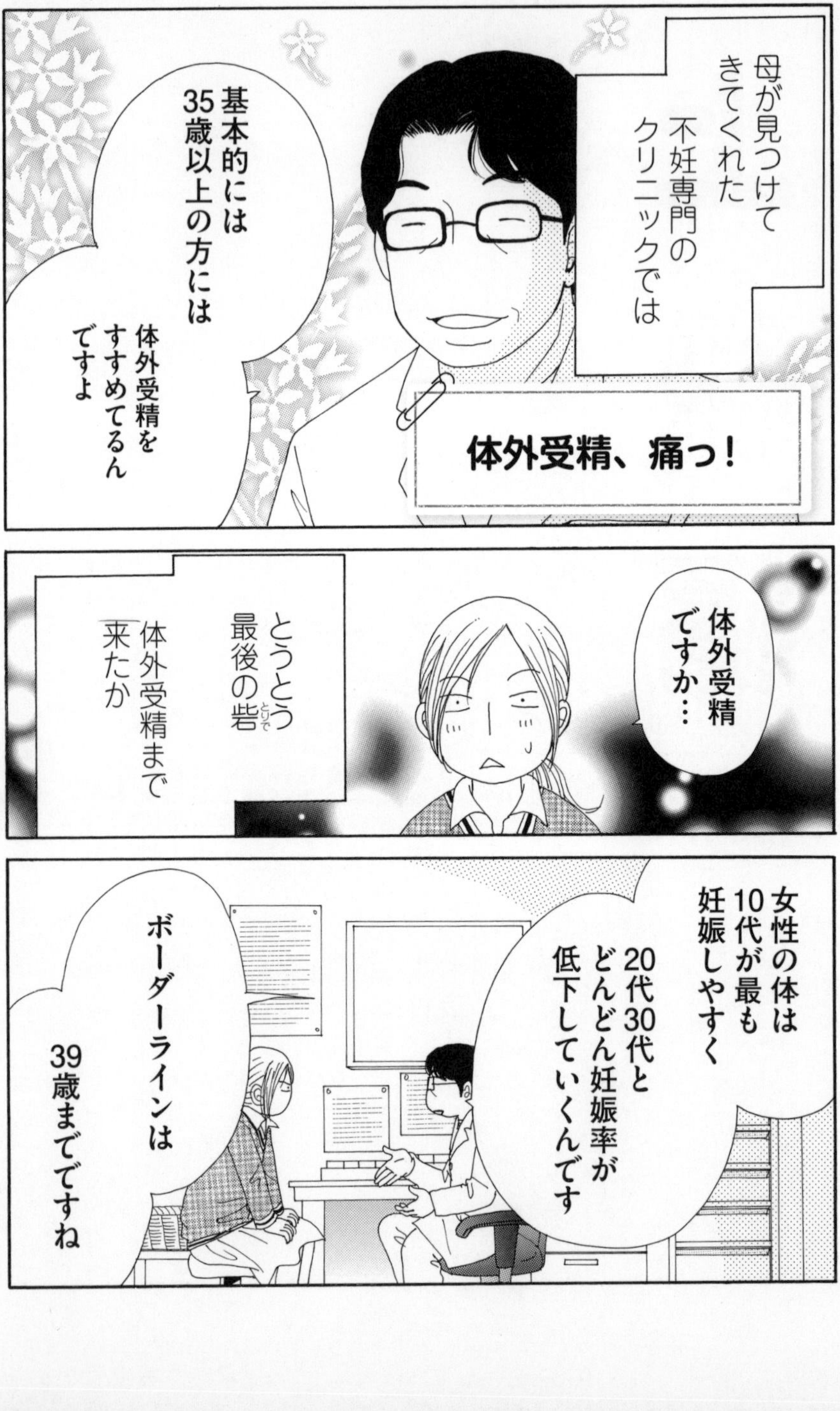
母が見つけてきてくれた不妊専門のクリニックでは
体外受精、痛っ！
基本的には35歳以上の方には体外受精をすすめてるんですよ
体外受精ですか…
とうとう最後の砦《とりで》体外受精まで来たか
女性の体は10代が最も妊娠しやすく20代30代とどんどん妊娠率が低下していくんです
ボーダーラインは39歳までですね

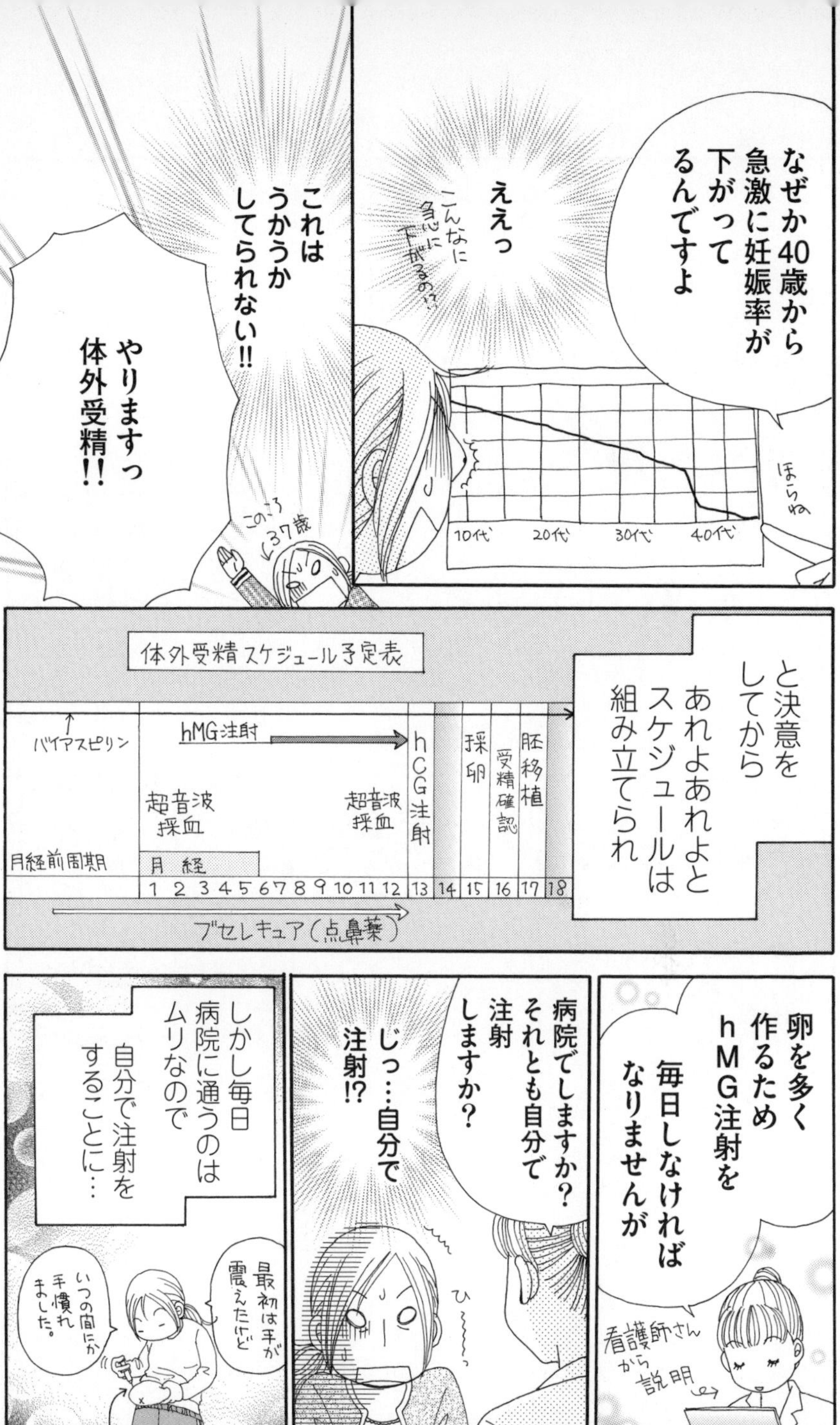
なぜか40歳から急激に妊娠率が下がってるんですよ
ほらね
10代 20代 30代 40代
ええっ
こんなに急に下がるの!?
これはうかうかしてられない!!
やりますっ体外受精!!
このころ37歳
と決意をしてからあれよあれよとスケジュールは組み立てられ
体外受精スケジュール予定表
バイアスピリン
hMG注射
hCG注射
採卵
受精確認
胚移植
超音波 採血
超音波 採血
月経前周期
月経
1 2 3 4 5 6 7 8 9 10 11 12 13 14 15 16 17 18
ブセレキュア(点鼻薬)
卵を多く作るためhMG注射を毎日しなければなりませんが
看護師さんから説明
病院でしますか?それとも自分で注射しますか?
じっ…自分で注射!?
ひ〜〜〜っ
しかし毎日病院に通うのはムリなので
自分で注射をすることに…
最初は手が震えたけど
いつの間にか手慣れました。
お腹の肉をつまんで プスッと…。

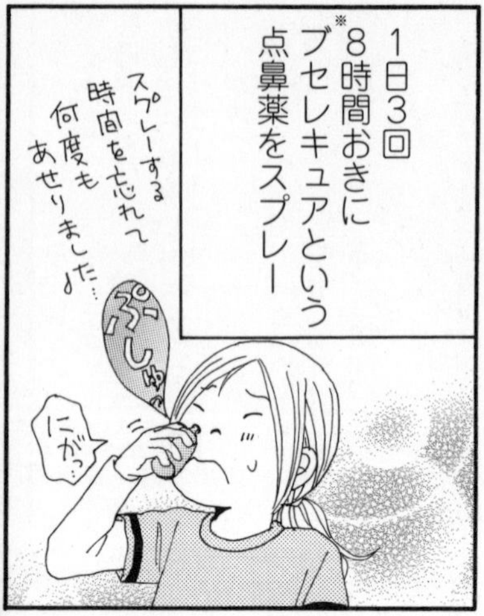
1日3回
※8時間おきに
ブセレキュアという
点鼻薬をスプレー
スプレーする時間を忘れて何度もあせりました…
ぷしゅっ
にがっ…

※勝手に排卵してしまうのを
回避してくれてる薬

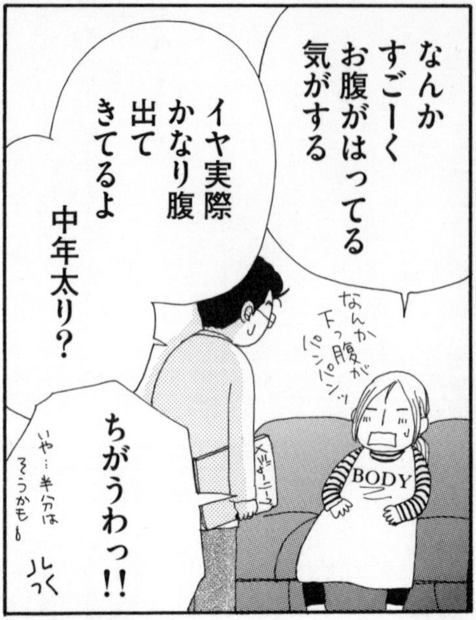
なんかすごーくお腹がはってる気がする
なんか下っ腹がパンパンッ
イヤ実際かなり腹出てきてるよ
中年太り？
ちがうわっ!!
いや…半分はそうかも

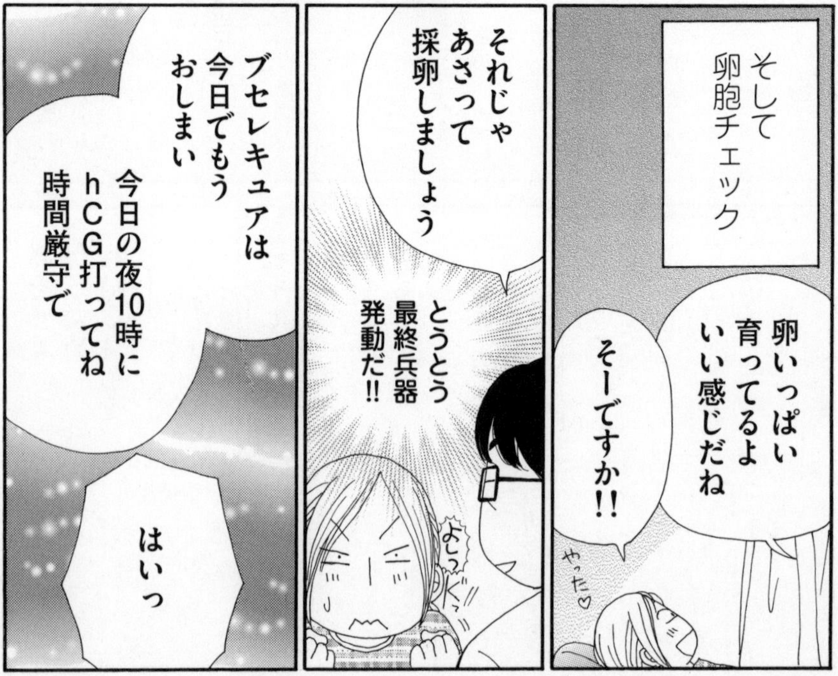
そして卵胞チェック
卵いっぱい育ってるよいい感じだね
そーですか!!
やった♡
それじゃあさって採卵しましょう
とうとう最終兵器発動だ!!
よしっ
ぐっ
ブセレキュアは今日でもうおしまい
今日の夜10時にhCG打ってね
時間厳守で
はいっ

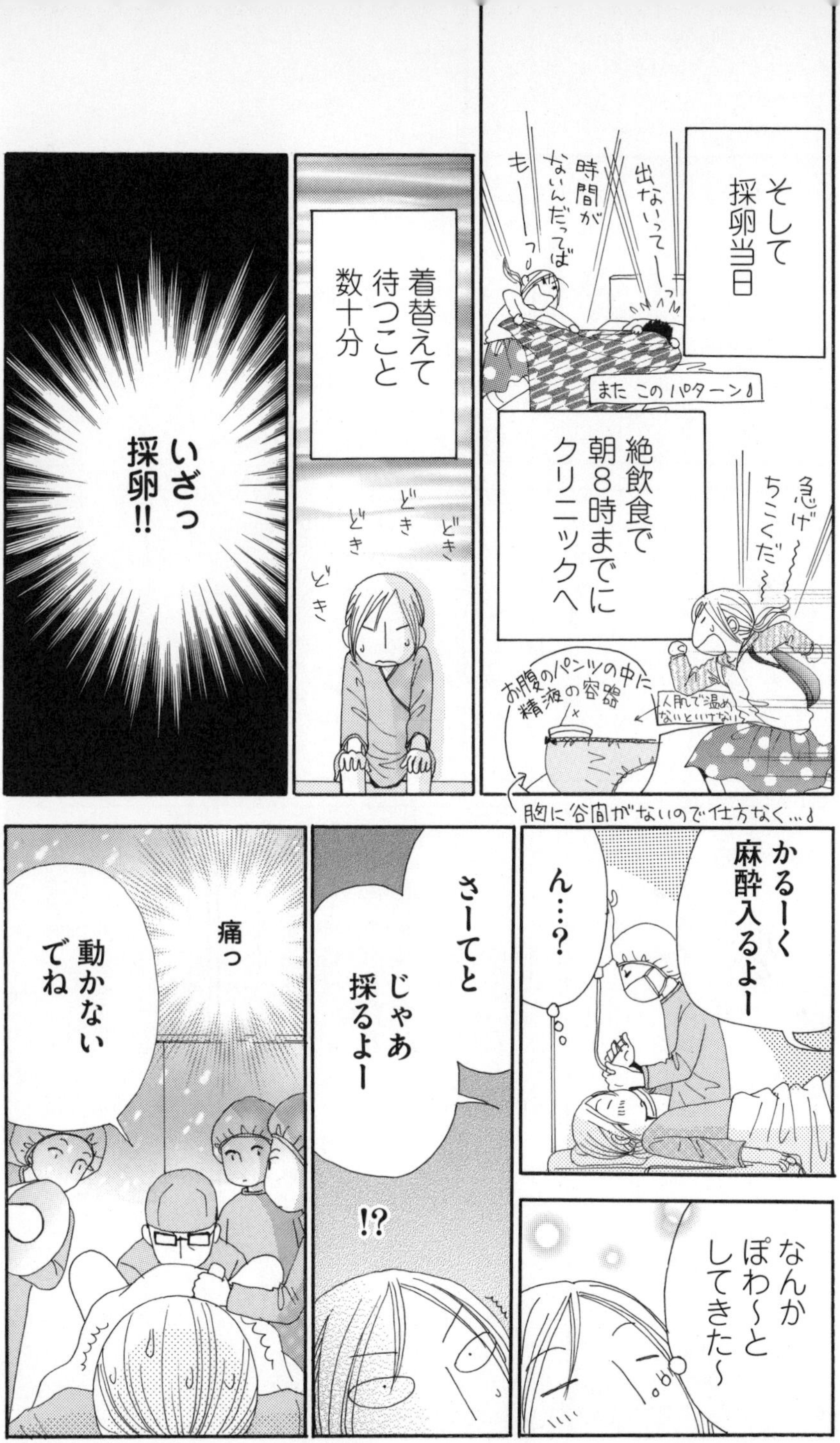
そして採卵当日
出ないって〜っ
時間がないんだってば
も〜〜っ
また このパターン♪
絶飲食で朝8時までにクリニックへ
急げ〜
ちこくだ〜
お腹のパンツの中に精液の容器
人肌で温めないといけない
胸に谷間がないので仕方なく…♪
着替えて待つこと数十分
どき
どき
どき
どき
いざっ採卵!!
かるーく麻酔入るよー
ん…?
なんかぽわ〜としてきた〜
さーてと
じゃあ採るよー
!?
痛っ
動かないでね

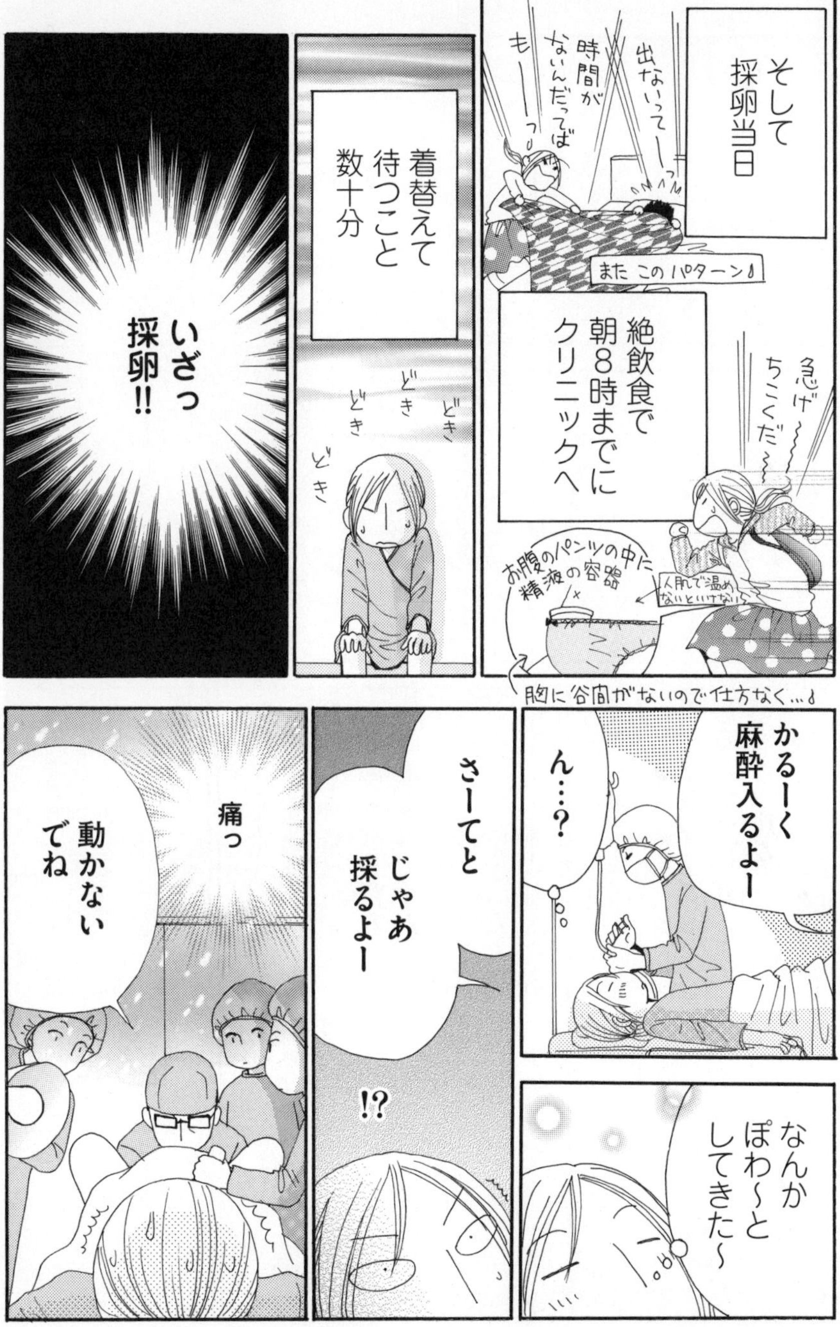

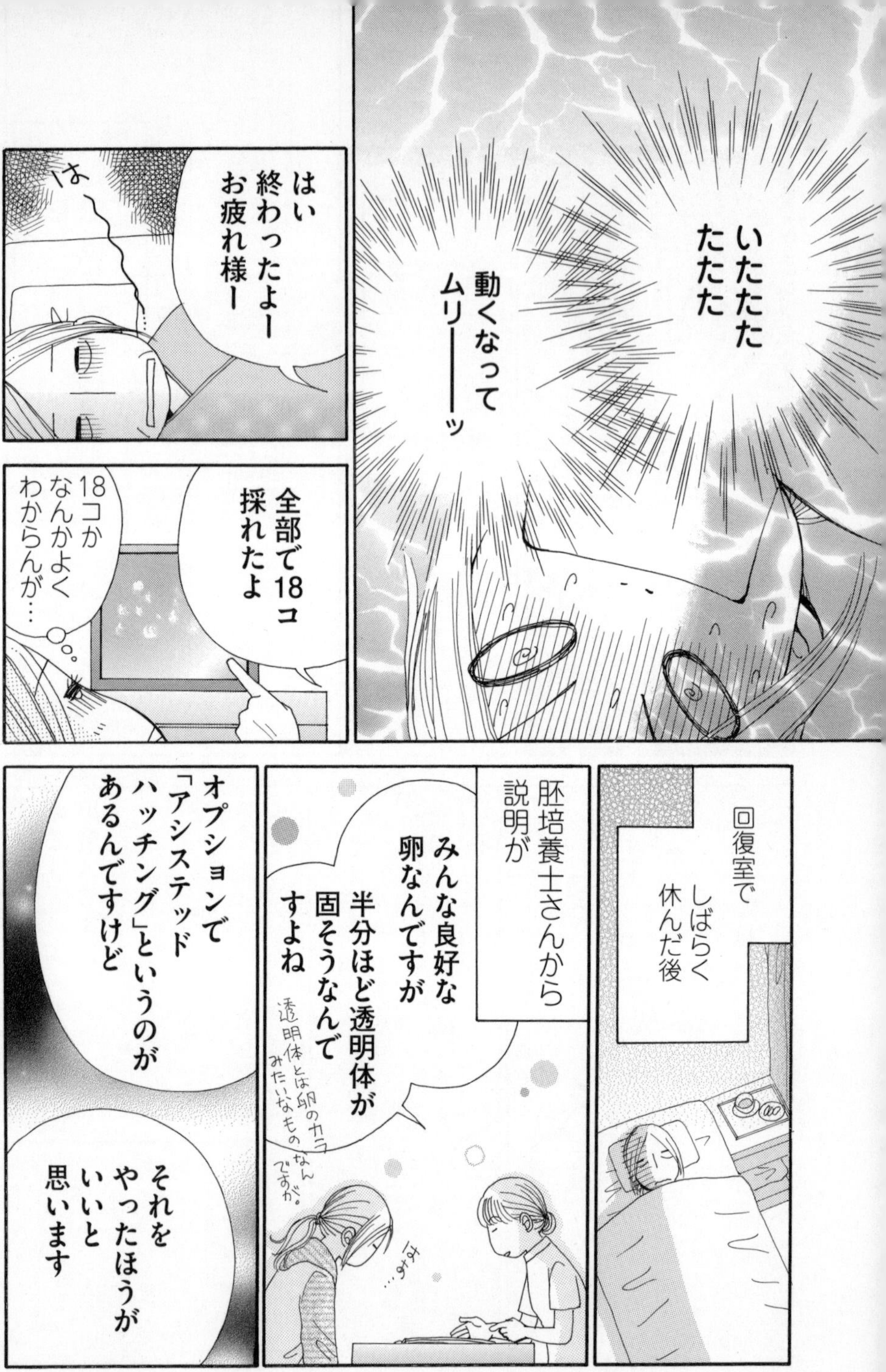
いたたた たたた
動くなって ムリーーーッ
は〜
はい 終わったよー お疲れ様ー
全部で18コ 採れたよ
18コか なんかよく わからんが…
回復室で しばらく 休んだ後
胚培養士さんから 説明が
みんな良好な 卵なんですが 半分ほど透明体が 固そうなんで すよね
透明体とは卵のカラ みたいなもの、なんですが。
はぁ…
オプションで「アシステッドハッチング」というのが あるんですけど
それを やったほうが いいと 思います

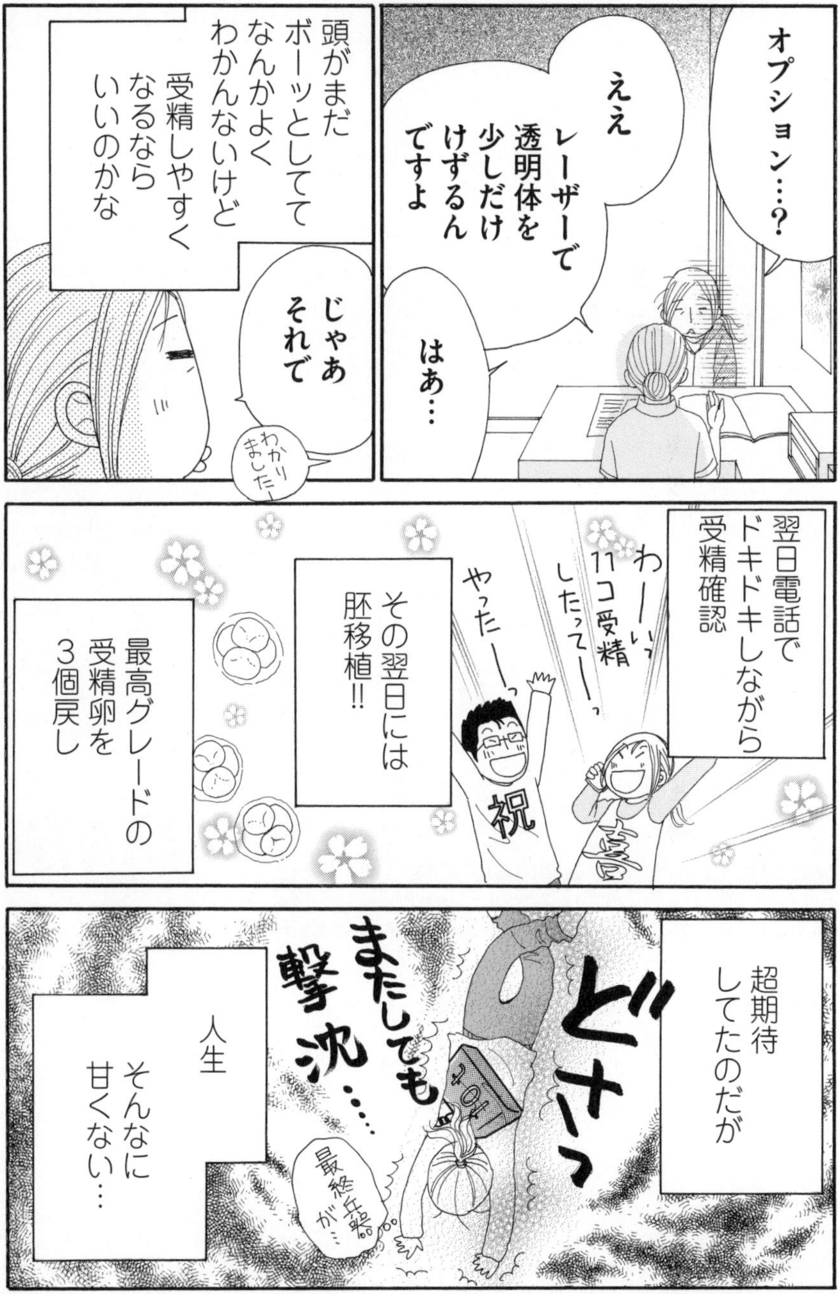

オプション…？
ええ
レーザーで透明体を少しだけけずるんですよ
はあ…
頭がまだボーッとしててなんかよくわかんないけど受精しやすくなるならいいのかな
じゃあそれで
わかりました—
翌日電話でドキドキしながら受精確認
わーいっ 11コ受精したってーっ
やったーっ
祝
喜
その翌日には胚移植!!
最高グレードの受精卵を3個戻し
超期待してたのだが
どさっ
またしても撃沈……
最終兵器が…
人生そんなに甘くない…

上級編

action 1

高度治療へステップアップ！体外受精と顕微授精

体外受精からを一般に高度不妊治療法とします。人工授精と比べると妊娠率も上がるため、重度の不妊や高齢不妊の人の場合、最初から体外受精や顕微授精を選択する場合も。

体外受精ってなに？

卵子と精子を採取して培養液のなかで出会わせます

体外受精とは、女性の卵巣から取り出した卵子と男性から採取した精子を培養液のなかで受精させ、受精卵を女性の体内に戻す治療法。よく知らない人にとっては、特殊な治療と感じられるようですが、２０１０年の日本産科婦人科学会の調査によると、全出生児の37人に１人は体外受精や顕微授精（Ｐ１１２）などの高度不妊治療によって誕生しています。体外受精は、今や一般的な治療法となっているのです。

年次別の高度不妊治療による出生児数

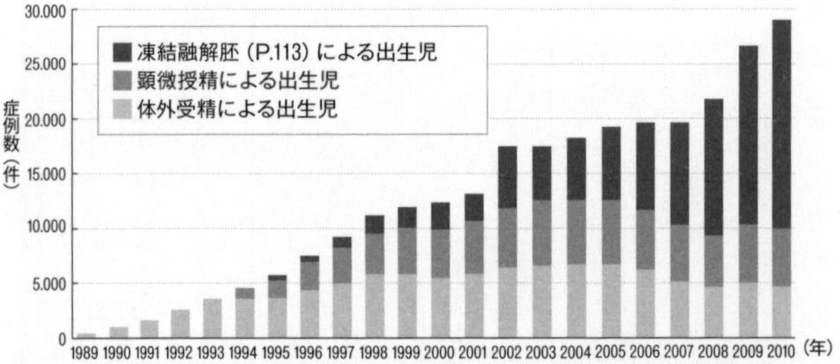

出典：2010年厚生労働省「人口動態統計」

体外受精に進むのはいつ？

女性の年齢が37歳前後

女性が40歳を超えると、体外受精でも妊娠する確率は急激に下がります。30代後半に入ったら、これから治療にかかる時間も考えて、早めに体外受精へ切り替えることを検討して。

人工授精を7回以上行っても妊娠しない

人工授精の成功率は５～10%、つまり10～20回行って妊娠する確率です。女性の年齢にもよりますが、７回くらいを目安に結果が出ない場合は、ステップアップを考えてみましょう。

精子に問題がある

運動精子数が１cc中100万個未満だと、人工授精でも受精にいたるのは難しいとされます。このような重度の男性不妊の場合も、最初から体外受精に進むことがあります。

卵管閉鎖などのトラブルがある

女性の側に、卵管がつまって排卵障害を起こしてしまう卵管性不妊や、重度の子宮内膜症などのトラブルがあり、手術などの治療を行っても妊娠にいたらない場合。

体外受精のスケジュール

Step 1 排卵誘発法を決める

体外受精では、成熟した卵子を複数排卵させるために、排卵誘発剤によって卵巣を刺激する方法がとられます。使用する薬や期間で刺激の強さが変わるため、卵巣やホルモンの状態、年齢、これまでの治療歴などから、自分に合う排卵誘発法を医師と相談して選択。それに基づき、排卵コントロールのスケジュールを組んでいきます。

↓

Step 2 卵胞の状態をチェック

点鼻薬や注射などの排卵誘発剤で卵胞を成長させながら、超音波検査や採血によるホルモン検査で卵胞の発育状態をチェックします。卵胞のなかの卵子が成熟したら、採卵の36～40時間前に排卵を促すhCGという注射をします。

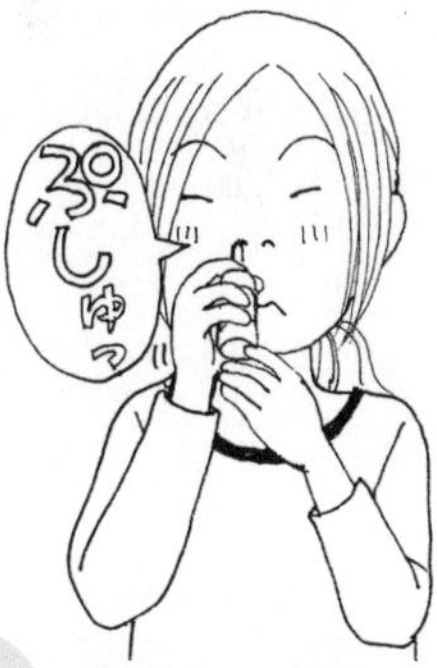

↓

Step 3 採精・採卵

採卵当日、男性は病院で精液を採取します。来院できない場合は、自宅で採取し３時間以内に女性が持参。女性は、採卵の際に静脈または局部麻酔を行います。その後、医師が超音波で確認しながら、採卵針を使って卵巣から卵子を吸引。処置は10分ほど。

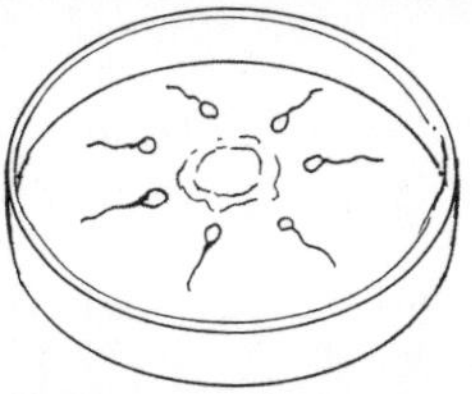

Step 4 受精

エンブリオロジスト（胚培養士）が、洗浄・濃縮した精子と卵子を同じ容器内に入れ、専用の培養器のなかで受精を待ちます。採精後に精子の運動率が低いなどの問題があった場合は、医師と患者で確認をとったうえで、顕微授精（P.112）に切り替える場合もあります。

↓

Step 5 培養

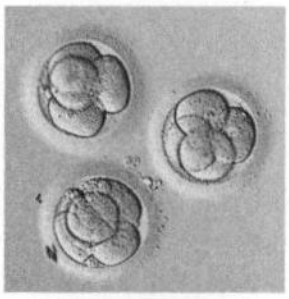

分割

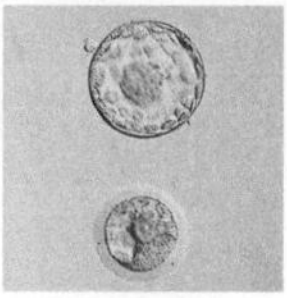

胚盤胞

翌日までに受精が確認できたら、さらに１～２日ほど培養し、受精卵が４～８分割になってから子宮に移植します。より着床率を高めるために、５日間ほど培養を続けて、胚盤胞まで成長させてから移植する場合もありますが、途中で受精卵の分割がストップし、移植中止となるリスクもあります。

↓

Step 6 胚移植

分割の進んだ受精卵（胚）を、膣からカテーテルで子宮内に戻します。胚が複数ある場合でも、多胎妊娠を避けるために移植するのは原則１個。残った胚は、次回に備えて凍結保存するのが一般的です。

↓

Step 7 妊娠判定

胚移植後は、注射や貼り薬などで女性ホルモンを補充して着床をサポート。ホルモンの状態を確認するために、定期的に採血検査をする場合も。２週間後、採血と採尿で妊娠判定を行います。

顕微授精ってなに？

1つの精子を選んで顕微鏡下で卵子に注入

採取した卵子と精子を同じ容器に入れて受精を待つのが体外受精。それに対し、顕微鏡を見ながら1つの卵子に1つの精子を直接注入し、人工的に受精させるのが顕微授精です。受精までを子宮の外で行うことから、体外受精の一部として分類されますが、通常の体外受精では受精が困難とされる重度の乏精子症の人などが、ステップアップとして選択する場合もあります。

また、精液のなかに精子がまったくない無精子症の人でも、精巣から精子や精子細胞を取り出せれば、顕微授精を行うことが可能。

高齢女性の不妊治療で選択されるケースも多く、P110のグラフからもわかるように、顕微授精により誕生する子どもの数も増えています。

顕微授精を選択する条件

精子の数が極端に少ない

男性が重度の精子減少症や乏精子症で、体外受精でも妊娠の可能性が低い場合。無精子症では、精巣を少し切開または針で吸引して直接精子を取り出す精巣精子採取法を行います。精巣内に精子または精子細胞が1個以上あれば、顕微授精を行うことが可能です。

受精障害がある

体外受精をしても、精子が卵子の中に侵入していけずに受精できない場合を受精障害と言います。精子の数や運動性が低い場合や、卵子の透明帯（殻）に問題があり、精子が通過できない場合などが主な原因と考えられます。

顕微授精の方法

Case 1 通常の顕微授精

P.111のStep3まで同じ。

↓

洗浄・濃縮した精液から、正常な精子1個を選んで、細いガラス管で吸い込みます。その後、固定した卵子のなかにガラス管を差し込み、直接精子を注入して受精させます。

↓

P.111のStep5以降と同じ。

Case 2 男性に精巣精子採取法を行う場合

事前に精巣から直接精子を採取して凍結保存しておきます。

↓

顕微授精を行う直前に精子を解凍。以下、通常の顕微授精と同じ。

凍結融解胚移植って？

体外受精や顕微授精で受精卵や胚盤胞をすぐに子宮に戻さず、一度凍結してから別の周期に戻す方法です。排卵誘発剤を使って卵巣を刺激したばかりの体は、ホルモンのバランスが着床に適していないこともあり、いったん体をリセットし、着床に最適な子宮内膜に整えてから、凍結胚を融解して移植するほうが、妊娠率が高くなるのです。今の高度治療では、スタンダードな手法としてとり入れられています。

体外受精と顕微授精のリスク

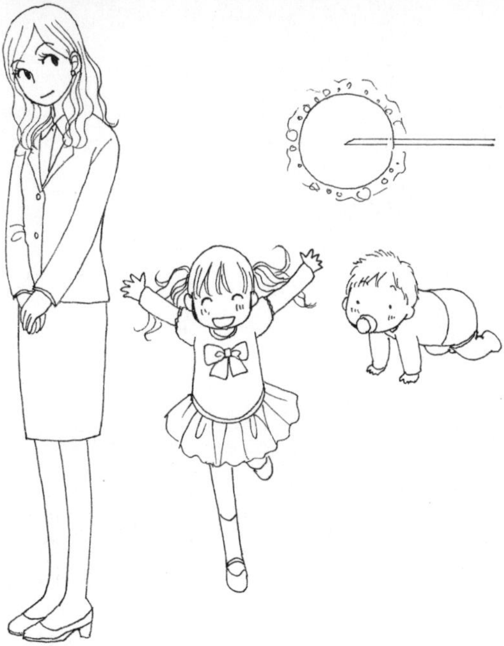

卵巣過剰刺激症候群（OHSS）

治療の過程で使う排卵誘発剤の副作用で、卵巣が腫れて肥大したり、腹水や胸水がたまったりすることがあります。重症化すると入院治療が必要になることも。

子どもへの影響

体外受精も顕微授精もまだ歴史の浅い治療で、こうした高度治療によって誕生した子どもの生涯にわたる影響は、まだ確認できていません。ただし、早産や死産、染色体異常などは、母体の年齢とも大きく関係するため、体外受精や顕微授精が直接影響しているかどうかは特定が難しいところです。

成功率は年齢や医療機関で差がある

受精までを体外で確認してから子宮に戻す高度不妊治療は、自然妊娠や人工授精と比べて妊娠にいたる確率は高く20～30%程度といわれます。ただし、女性の年齢が30代後半になると、急激に成功率はダウン。施設によっても成功率には大きく差があります。体外受精や顕微授精に力を入れている有名クリニックなどでは、40歳前後でも高い実績を出しているケースもあるようです。

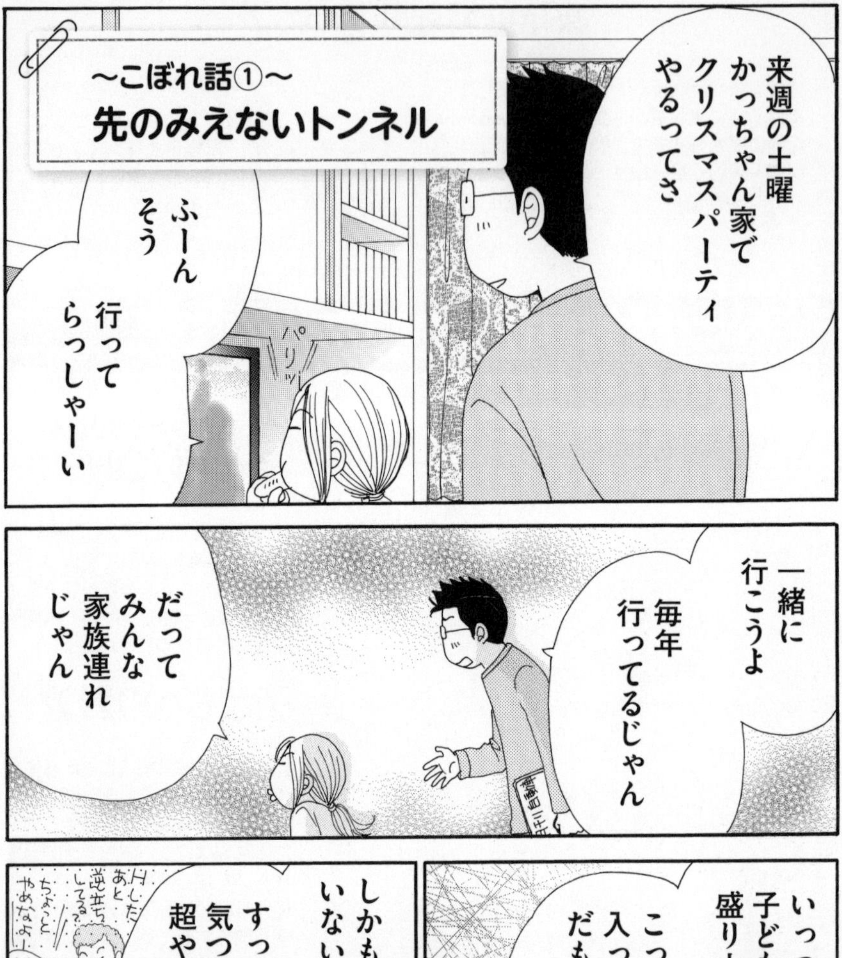
~こぼれ話①~
先のみえないトンネル
来週の土曜 かっちゃん家で クリスマスパーティ やるってさ
パリッ
ふーん そう
行って らっしゃーい
一緒に 行こうよ
毎年 行ってるじゃん
だって みんな 家族連れ じゃん
いっつも 子どもの話で 盛り上がって
こっちは全然 入っていけないん だもん
しかも子どもが いないからって
すっごく 気つかわれて 超やなかんじ
予防接種 行った?
行ったよー もう 泣いちゃってー
あっ
Hした あと 逆立ち してる?
ちょっと やめなよー
そんなこと ないって
被害妄想だよ

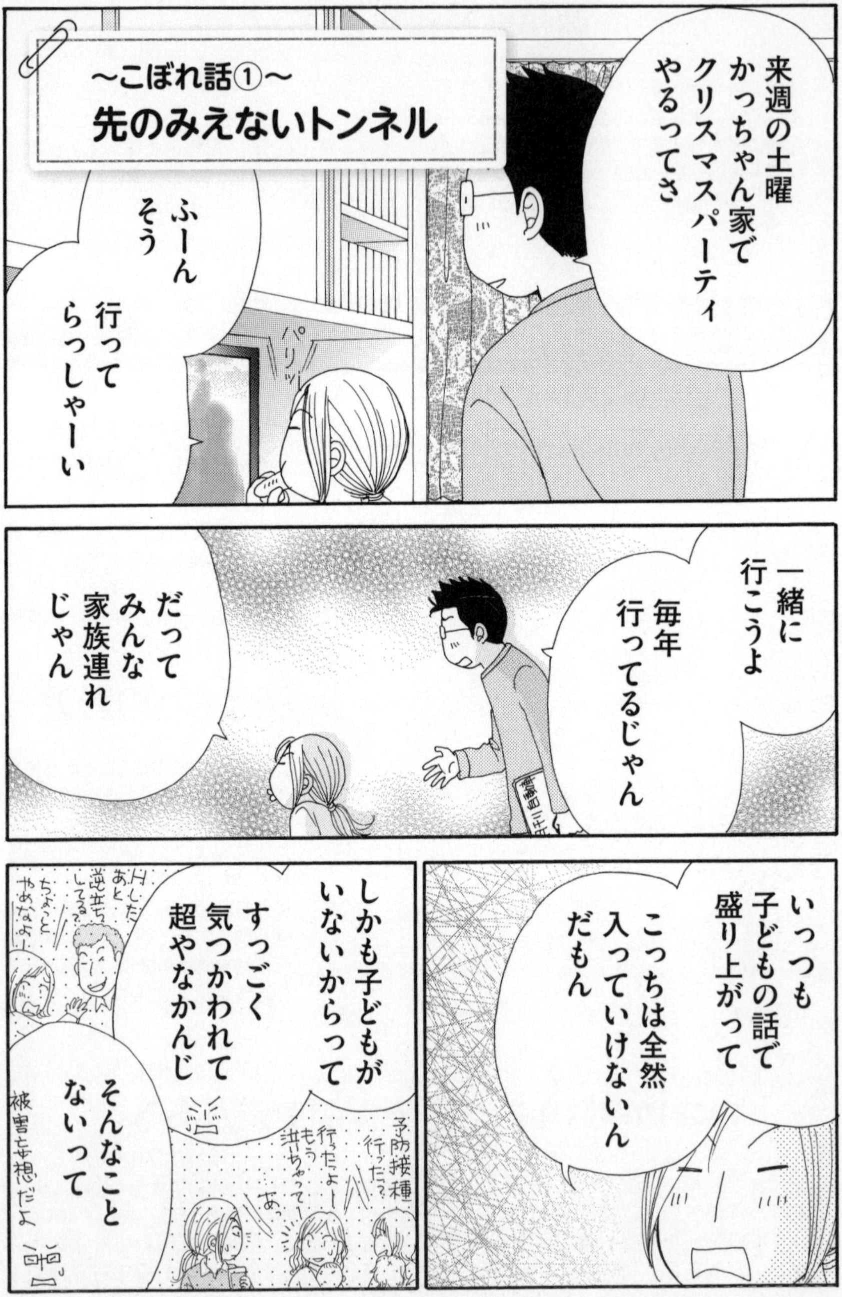

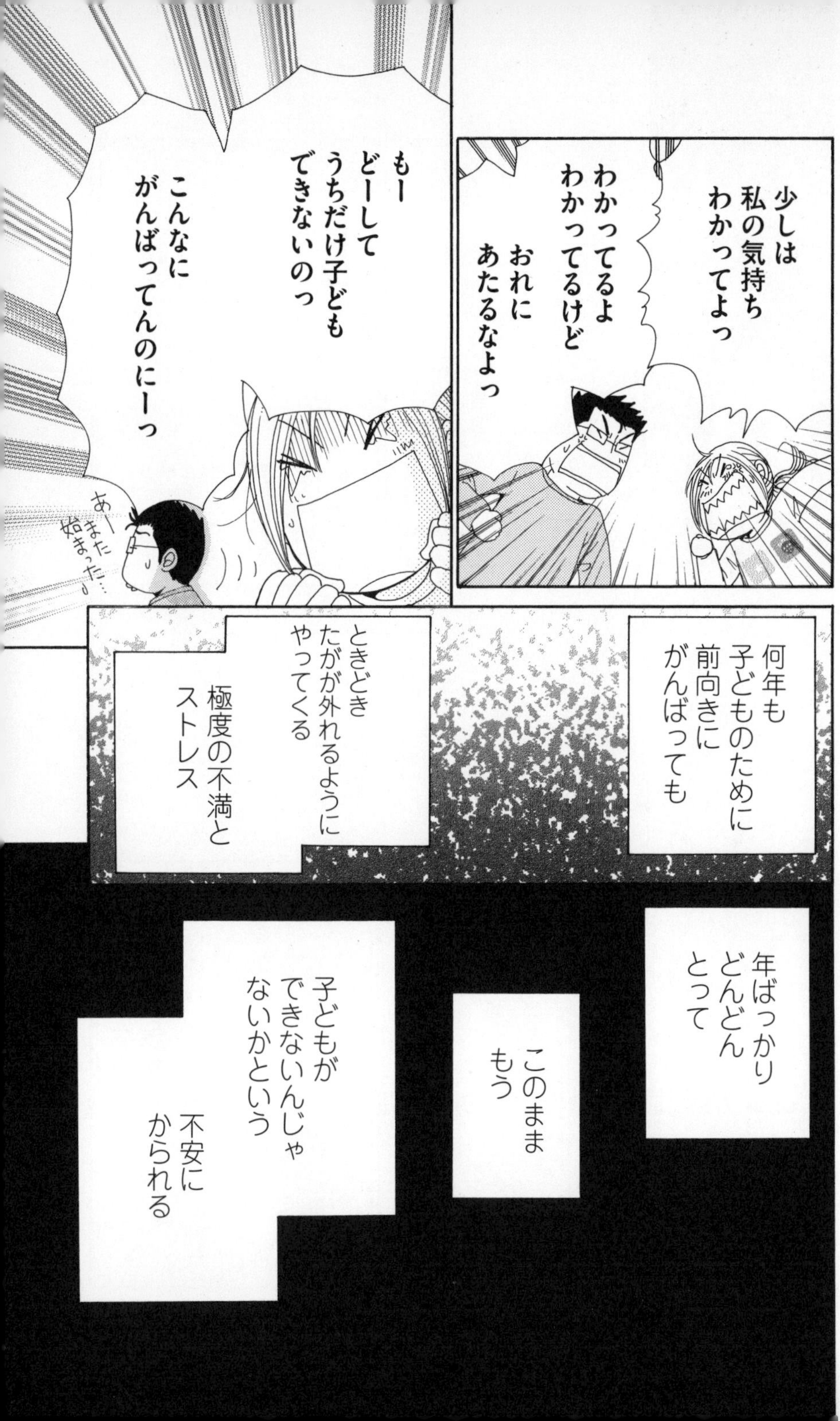

少しは私の気持ちわかってよっ
わかってるよわかってるけど
おれにあたるなよっ
もーどーしてうちだけ子どもできないのっ
こんなにがんばってんのにーっ
あーまた始まった…
何年も子どものために前向きにがんばっても
ときどきたがが外れるようにやってくる
極度の不満とストレス
年ばっかりどんどんとって
このままもう
子どもができないんじゃないかという
不安にかられる

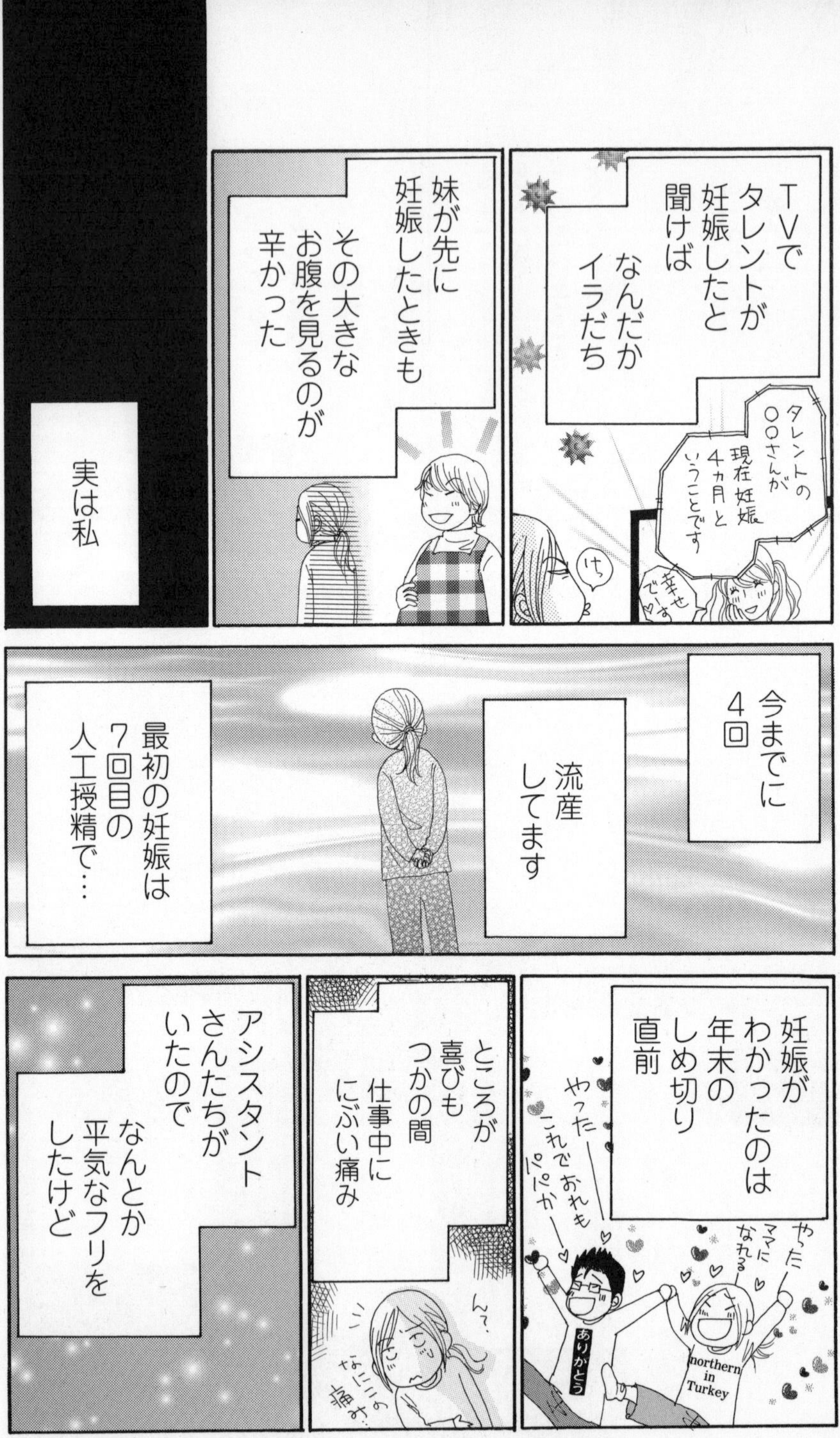
TVでタレントが妊娠したと聞けば
なんだかイラだち
タレントの○○さんが現在妊娠4カ月ということです
幸せでーす♡
けっ
妹が先に妊娠したときも
その大きなお腹を見るのが辛かった
実は私
今までに4回
流産してます
最初の妊娠は7回目の人工授精で…
妊娠がわかったのは年末のしめ切り直前
やったー ママになれるー
やったー これでおれもパパかー
ありがとう
northern in Turkey
ところが喜びもつかの間
仕事中ににぶい痛み
んっ
なにこの痛み…
アシスタントさんたちがいたので
なんとか平気なフリをしたけど

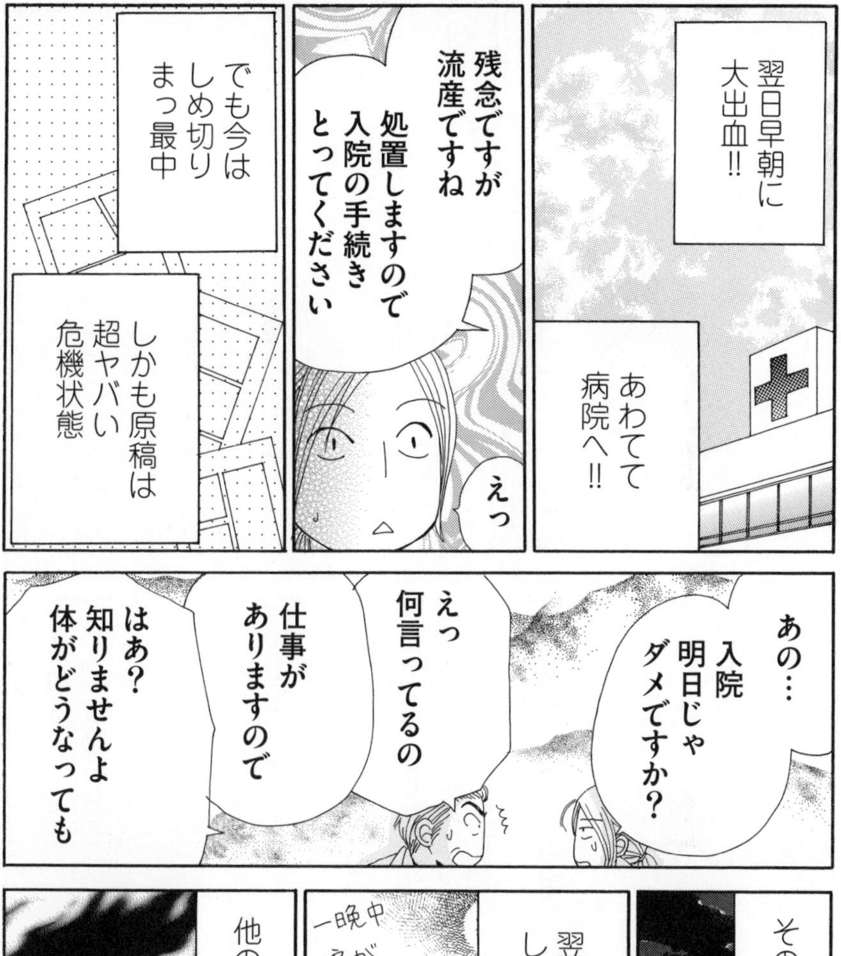
翌日早朝に大出血!!
あわてて病院へ!!
残念ですが流産ですね
処置しますので入院の手続きとってください
えっ
でも今はしめ切りまっ最中
しかも原稿は超ヤバい危機状態
あの…入院明日じゃダメですか?
えっ何言ってるの
仕事がありますので
はあ?知りませんよ体がどうなっても
その晩
死ぬ気で原稿上げて
翌日即入院しました
一晩中涙が止まらなかった…
他の流産も
すべてしめ切り最中でした
しめ切りのせいではないですが…。

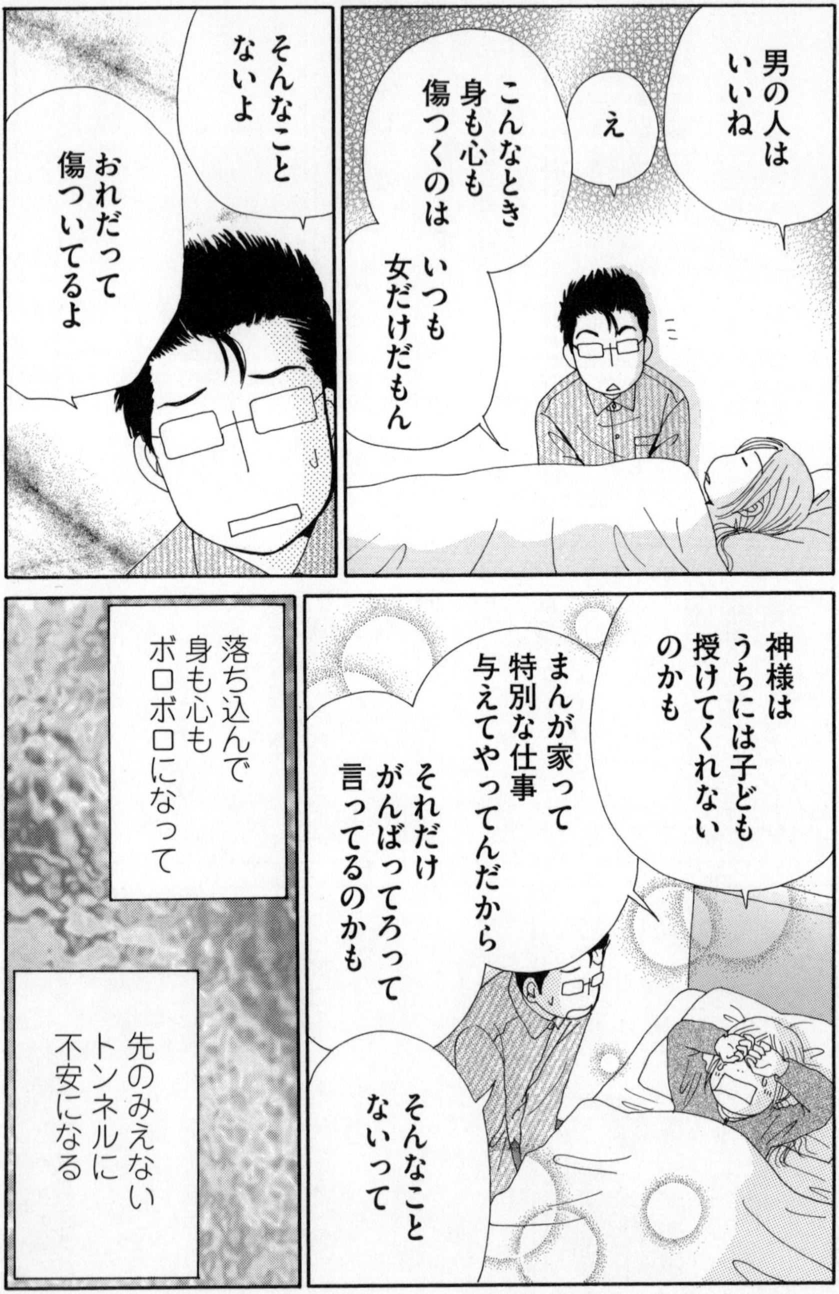
男の人はいいね
え
こんなとき身も心も傷つくのはいつも女だけだもん
そんなことないよ
おれだって傷ついてるよ
神様はうちには子ども授けてくれないのかも
まんが家って特別な仕事与えてやってんだからそれだけがんばってろって言ってるのかも
そんなことないって
落ち込んで身も心もボロボロになって
先のみえないトンネルに不安になる

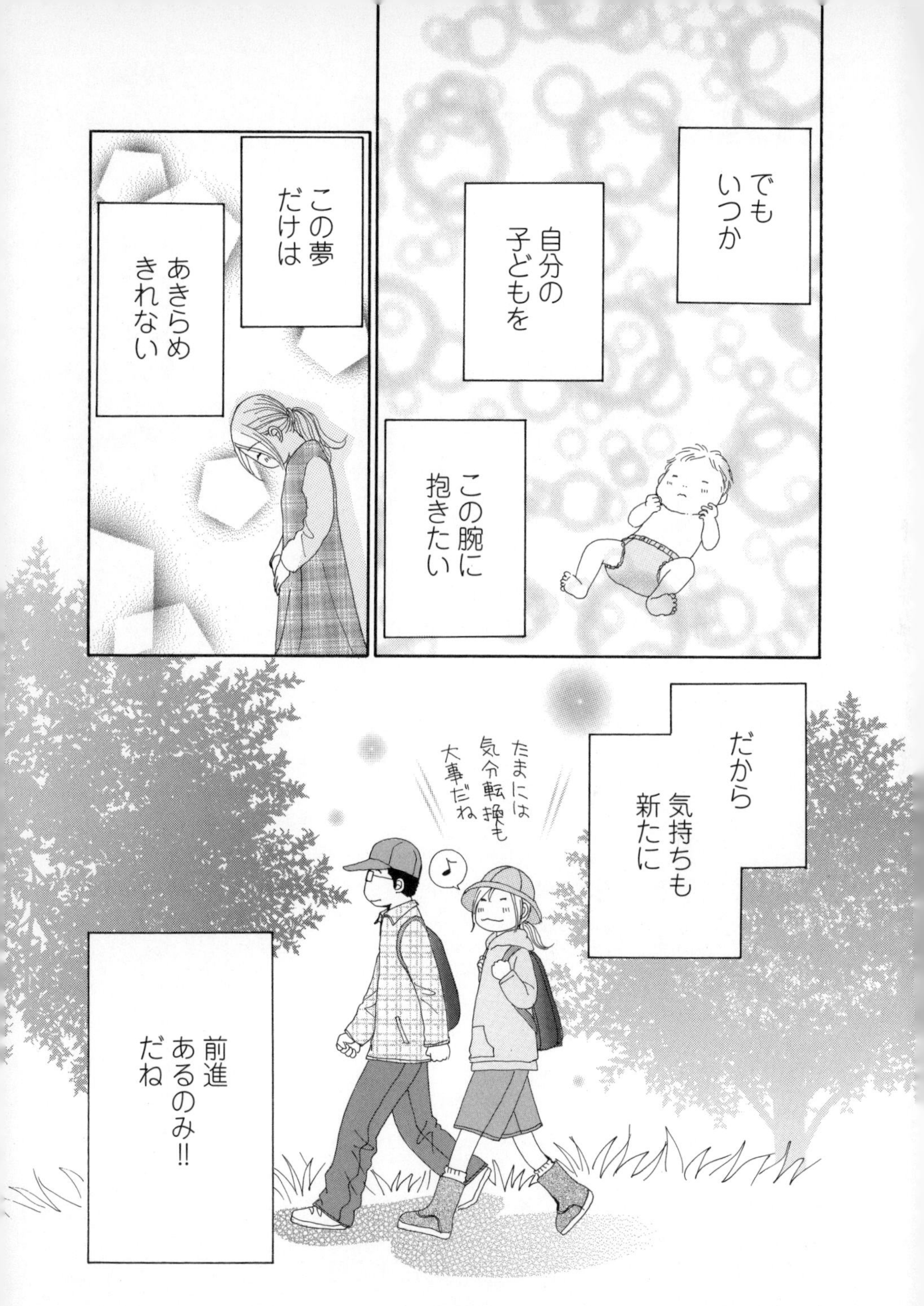
でもいつか
自分の子どもを
この腕に抱きたい
この夢だけは
あきらめきれない
だから気持ちも新たに
たまには気分転換も大事だね
♪
前進あるのみ!!だね

上級編

action 2

どうして赤ちゃんができないの？ 不妊ストレスとの向き合い方

欲しいのになかなか授からない焦りや不安、生理が来るたびに感じる落胆……。不妊カップルの多くが経験する不妊ストレスと、上手に付き合い、解消していきましょう。

不妊ストレスを招く要因

あらゆる面で負担は大きく努力と結果が結びつかない

不妊期間が長くなると、気持ちが不安定になるものです。とくに不妊治療は、肉体的、精神的、そして金銭的にも負担が大きく、仕事や勉強と違ってどれほど努力しても、必ず結果に結びつくとは限りません。

もう治療をやめたいと思っても、治療をストップする＝子どもをあきらめるという事態にもなりかねないと、自分をさらに追い込みながらギリギリの状態で治療を続けている人も多いようです。

治療による心身的なダメージ

不妊治療では、通院回数や治療内容など女性側の負担がどうしても増えてしまいます。注射や薬でホルモンをコントロールし続けるため、心身へのダメージも大。一方、男性側に不妊原因があった場合、精神的に落ち込んでしまうというケースも。なかには精液採取などのプロセスに抵抗感を持つ男性もいるようです。

夫婦の考え方の違い

「子どもは自然に授かりたいから、高度な治療はしたくない」という夫に対して、妻は「年齢的にもう厳しいので、早く体外受精へ進みたい」……このように、治療方針や子どもを持つことに対する考えの違いに悩む夫婦は多く、すり合わせのための話し合いがうまくできないこともストレスになりがちです。

家族や周囲からのプレッシャー

不妊をカミングアウトしていない場合、「子どもはまだ？」といった周囲の言葉に傷つくカップルは数多くいます。友人や身内の妊娠・出産を喜べないことに悩み、自分を責めてしまう人も。不妊治療を告げていても「今度は大丈夫？」などと干渉されることがプレッシャーになるという声もよく聞きます。

治療にかかる経済的な負担

治療内容によっては健康保険が適用されず、高額な治療費がかかる不妊治療。体外受精や顕微授精は１周期で数十万円単位のお金が必要になることもあり、経済的な問題から治療をあきらめるカップルも多いようです。治療を続けた場合もまた、終わりの見えない治療は、大きな負担としてのしかかるのです。

仕事との両立の難しさ

高度不妊治療にステップアップすると、女性は排卵スケジュールに合わせて通院する必要があり、急な欠勤や早退が続くこともあります。治療をオープンにしづらい、治療に対する上司や同僚の理解が得られないなどの理由から、仕事との両立をあきらめて退職してしまうケースも、少なくはありません。

ストレスは体と心に影響する

不妊ストレスから うつのような状態に……

不妊は心にも体にも大きなストレスを与えます。その結果、さまざまな不調や症状が現れることがあり、治療で受けるダメージに、さらに追い打ちをかけてしまうのです。

とくに問題となっているのが、Ｐ１０２でも紹介したストレスから来る男性のＥＤや女性のＦＳＤといった性機能障害。

さらに女性の場合は、心の問題がホルモンバランスに影響し、排卵がストップしてしまうこともあります。また、不安やプレッシャーからうつのような状態に陥るケースも。パートナーや家族など周囲の理解と支えも大切ですが、まずは自分を追い込まないこと。不妊治療よりも、心の問題の解決を優先したほうがいいときもあるのです。

心のストレス度をcheck

- □ １日中、不妊治療のことばかり考えている
- □治療をやめたいけれど、子どもができなくなるのが怖くてやめられない
- □赤ちゃんや妊婦を見るのがつらくて、ひきこもり気味
- □子どものいる友人や親せきとの付き合いを避けている
- □不妊が原因でパートナーとの関係が悪化した
- □妊娠できない自分は、ダメな人間だと感じる

↓

3つ以上☑が入ったら……

自分１人で悩みを抱え込まないで、だれかに相談しましょう。パートナーとじっくり話し合い、悩みを分かち合えればベストですが、互いにぶつかってしまうこともあります。気持ちを吐き出せる相手がそばにいない場合は、カウンセリングを受けるのも選択肢の１つ。病院の不妊カウンセラーや、一般の心理カウンセラーでもかまいません。できれば夫婦２人でそろって受けるのが望ましいでしょう。

不妊に悩む人をサポートする団体もあります

NPO法人Fine　http://j-fine.jp/

不妊に関する情報提供をはじめ、多方面で不妊経験者をサポートしているNPO団体です。親睦会・交流会の開催、電話や面談によるカウンセリングの実施など、不妊ストレスの改善に役立つさまざまな活動も展開。

自分を追い込んでしまう前に……

不妊ストレスを上手に解消しよう

スポーツなどで体を動かす

思いっきり体を動かして汗をかくことは、ストレス発散に効果的です。治療中だからハードな運動を控えているという場合も、体に負担のかからない時期を見つけて、好きなスポーツでたっぷり汗を流し、心と体をデトックスしてみては。

日記やブログで気持ちを書いてみる

日記で思いを文章化するだけでも、気持ちが整理できてスッキリすることがあります。同じ悩みを持つ人と気持ちをシェアできるブログが向いている人も。自分でブログに綴《つづ》るだけでなく、他の不妊経験者のブログを読むことで、共感できたり励まされたりする場合もあるようです。

趣味に没頭する

「治療に大金がかかるから、趣味に費やすのもなんとなく気がひけて……」というケースもありますが、何かに没頭できる時間がないと、妊娠や子どものことばかりに気持ちが向いてしまいがち。お金をかけずに楽しめることを探して、生活にメリハリをつけることもおすすめです。

旅行に出かけてみる

不妊治療のことばかり考えて過ごしているという人には、気分転換できる旅行も有効です。いつもと違う風景を見て、いつもと違う時間を過ごすだけで、リフレッシュ効果は絶大。夫婦での旅行なら、本音で向き合って話をするきっかけにもなります。

治療を休んでみる

不妊治療のスケジュールに追われ、なかなか結果も出ないまま長期間続けていると、くたびれ果ててしまうのは当然です。そういうときには、思い切って治療を休んで体を癒し、気持ちをリセットしてみるという方法も。年齢が高いので治療を休むのが怖いという場合は、自分の体の状態をみて医師と相談しながら、判断しましょう。

おいしいものを食べに行く

日頃は食事内容に気をつけて、体を冷やすものは食べないなど、徹底的に節制している人も多いはず。「あれもこれもダメ」と制約ばかりではストレスもたまります。ときには食べたいもの、お酒なども心ゆくまで楽しんで、気持ちの栄養補給をしましょう。

column 4

いつまで続けるの？ 不妊治療のやめどき

不妊治療をやめるとき、それは無事に妊娠、出産までたどり着けたときか、治療によって子どもを授かるのをあきらめたときのどちらかになるでしょう。後者の場合、個人差はありますが、やめどきを決めるのはたいへん難しいのです。

ただ、不妊治療は際限なく続けられるものではありません。年齢の壁、経済的な限界などがきっかけとなり、治療の終了を考える人も多いようです。また、精神的に疲れてもう続けられないと判断する人もいれば、できる治療は十分にやりきったと納得して終える人もいて、不妊治療に対する向き合い方は千差万別。どんなやめどきを迎えるにせよ、治療を受けている段階で、何歳まで続ける、顕微授精をあと何回行うなど、ある程度のゴールを設定しておくことも大切です。

治療をやめたからといって、妊娠の希望が完全にゼロとなるわけではありません。不妊治療のストレスが消えたとたん、自然妊娠したというケースもよくあるのです。

たとえ子どもが授からなかったとしても、人生は長く続くのですから、妊活卒業後の生活をどう送りたいのかも考えながら、治療のやめどきについて考えておきましょう。

治療をやめる主な理由

精神的ストレス

年齢に関係なく、不妊治療などの妊活そのものから受けるストレスが限界に達して、終了を決めるケースも。妊娠しても流産や死産をくり返す、一度も着床しないなどのつらい経験が引き金になることもあります。

経済的な問題

体外受精や顕微授精をくり返していると、莫大《ばくだい》なお金がかかります。なかには数百万円から１千万円以上もつぎ込んだという人も。やりくりが難しくなった、貯金が底をついた、老後に備えたいなどの理由も、中止を決断するきっかけになっています。

年齢

女性が40歳を超えると、妊娠率は急激に下がり、妊娠しても流産する確率が高くなります。45歳を超えての妊娠・出産はかなり難しいのが現実。卵子がほとんど育たなくなった、顕微授精をしてもうまく分割しないなど、卵子や卵巣の老化を実感することで、終了を決める人も多いようです。

次のうち
1つでも当てはまる
ものがあれば、
治療終了について
検討し始める
時期かも……。

やめどきを考える目安

- ●年齢が45歳を超えている
- ●治療歴10年以上だが、一度も着床しない
- ●排卵誘発剤を使っても、採卵できる卵子が少なくなってきた
- ●顕微授精を10回以上行っているが、一度も着床しない
- ●これまでに世帯年収分以上のお金を治療に費やしている

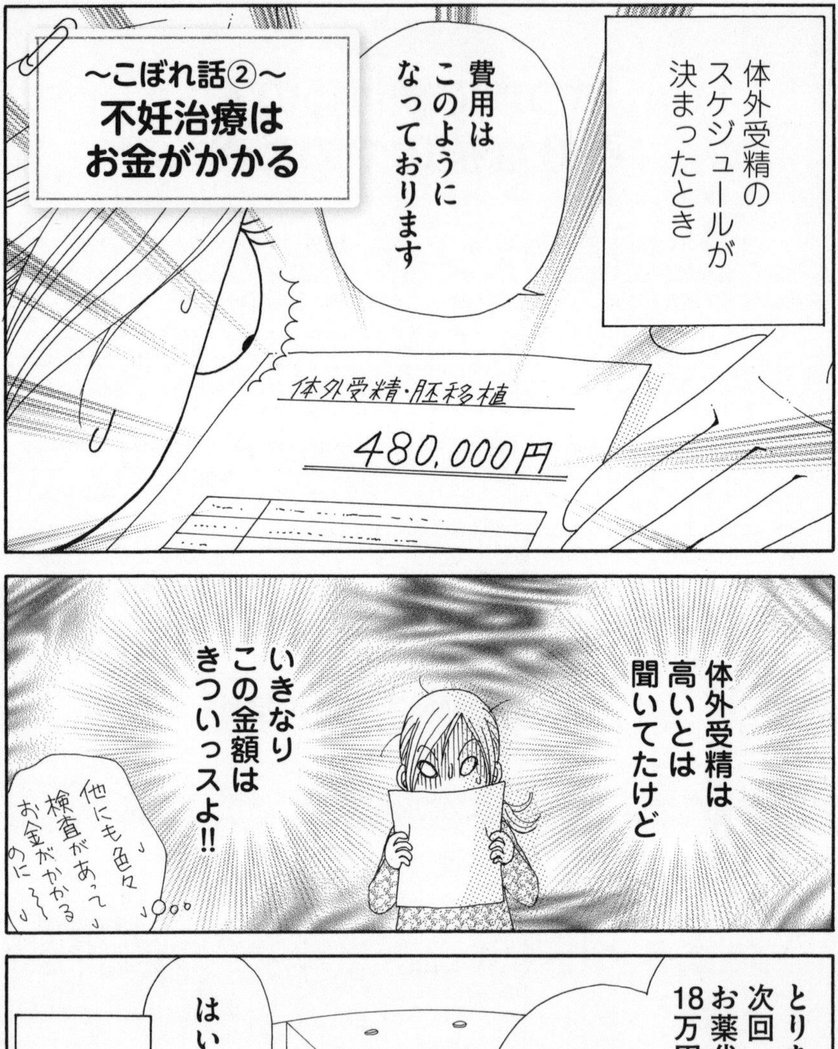
体外受精のスケジュールが決まったとき
費用はこのようになっております
〜こぼれ話②〜
不妊治療はお金がかかる
体外受精・胚移植
480,000円
体外受精は高いとは聞いてたけど
いきなりこの金額はきついっスよ!!
他にも色々検査があってお金がかかるのに〜〜
とりあえず次回お薬代として18万円
残りは胚移植後にお支払いください
はい…
仕方あるまい
子どものためだもん

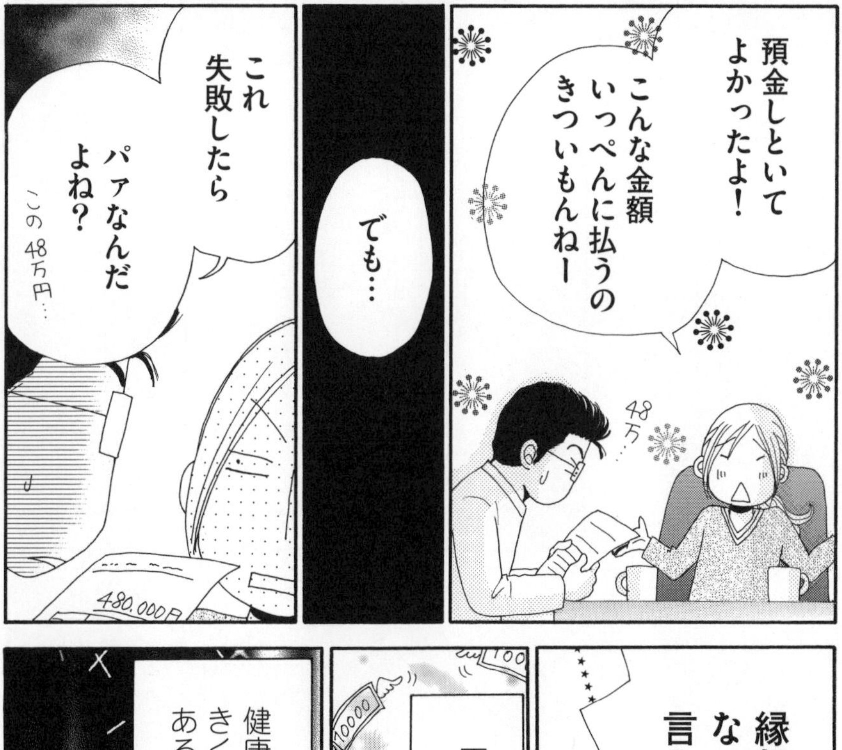
預金しといてよかったよ！
こんな金額いっぺんに払うのきついもんねー
48万…
でも…
これ失敗したらパァなんだよね？
この48万円…
480,000円
縁起でもないこと言うなーっ
なんだよー本当のことだろーーっ
ポカスカポカスカ
正直
不妊治療はお金がかかる
健康保険がきく治療もあるけど
自費の検査や薬もかなりあって大変…

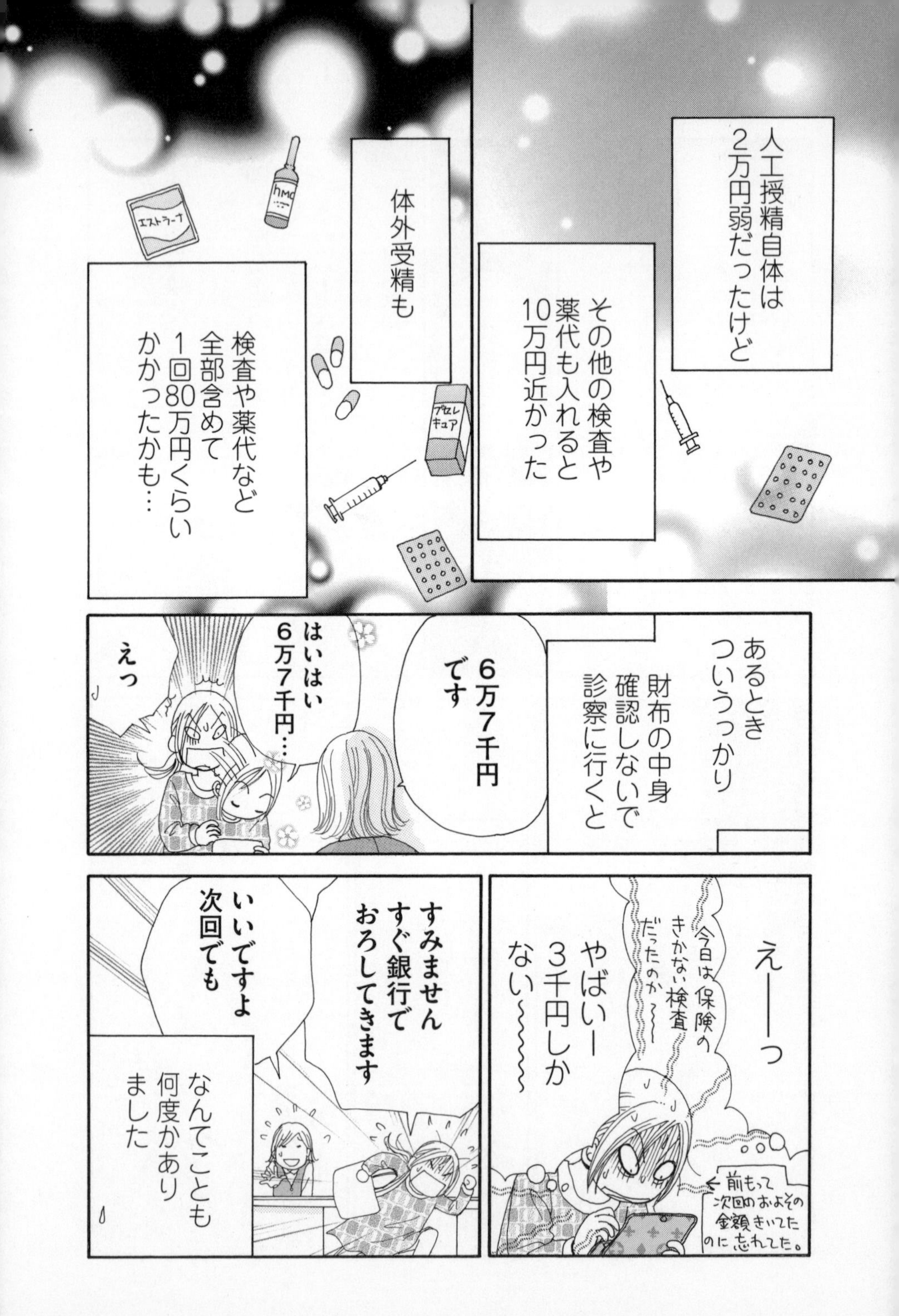
人工授精自体は2万円弱だったけど
その他の検査や薬代も入れると10万円近かった
体外受精も
検査や薬代など全部含めて1回80万円くらいかかったかも…
hMG
エストラーナ
ブセレキュア
あるときついうっかり
財布の中身確認しないで診察に行くと
6万7千円です
はいはい6万7千円…
えっ
えーーっ
今日は保険のきかない検査だったのか〜〜
やばいー3千円しかない〜〜〜〜
← 前もって次回のおよその金額きいてたのに忘れてた。
すみませんすぐ銀行でおろしてきます
いいですよ次回でも
なんてことも何度かありました

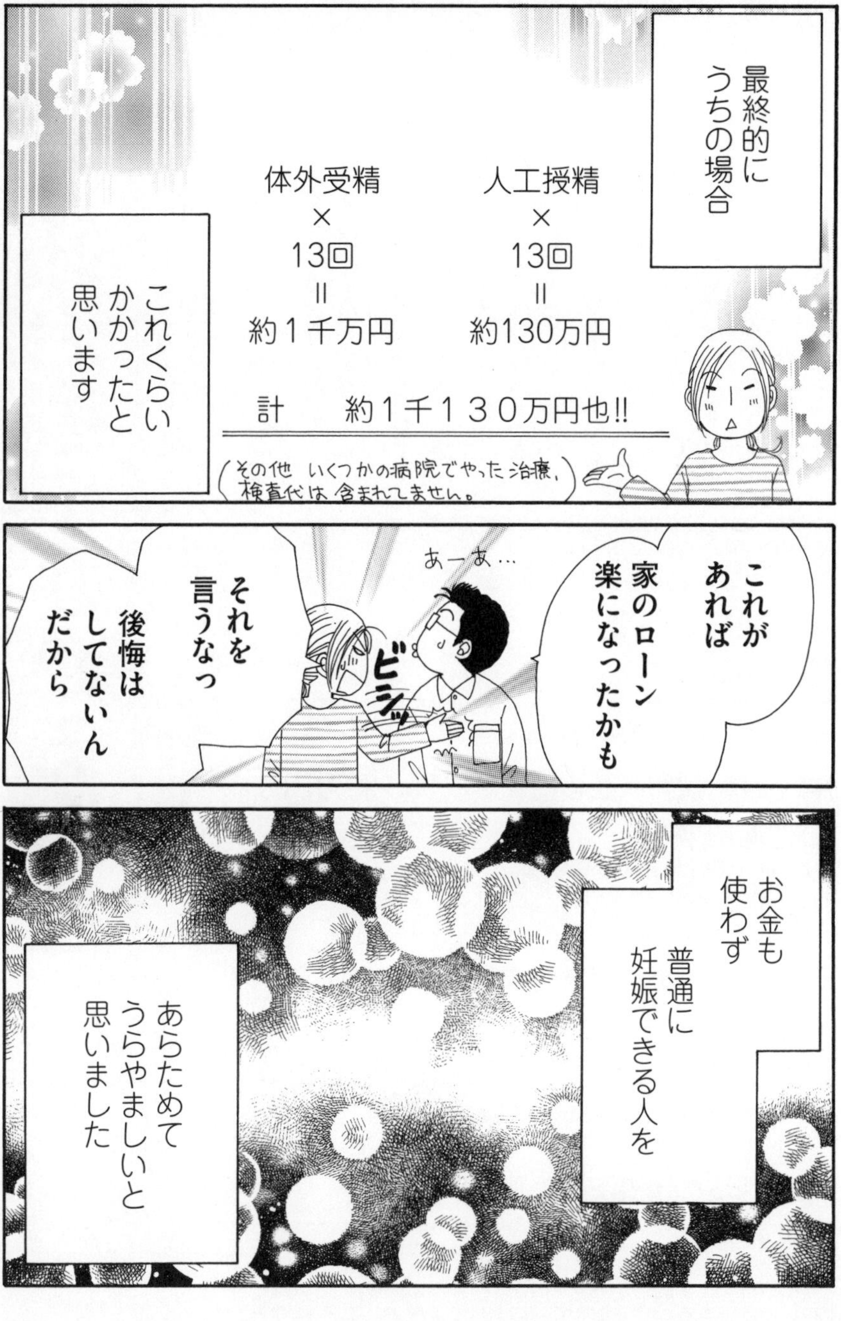
最終的に うちの場合
人工授精 × 13回 = 約130万円
体外受精 × 13回 = 約1千万円
計　約1千130万円也!!
(その他 いくつかの病院でやった治療、検査代は含まれてません。)
これくらい かかったと 思います
これが あれば 家のローン 楽になったかも
あ〜あ…
それを 言うなっ
ビシッ
後悔は してないん だから
お金も 使わず 普通に 妊娠できる人を
あらためて うらやましいと 思いました

上級編

action3

治療内容や期間で大きく異なる！ 不妊治療にかかるお金

不妊治療でやっぱり気になるのは、お金のこと。どの病院で治療するかによっては、かかる費用が大きく違うことも。行政の助成金も利用して、賢く治療しましょう。

費用の目安を知ろう

高度治療になるとほぼ自費、治療費も高額になります

人工授精や体外受精、顕微授精で受ける検査や治療は、ほとんど健康保険が適用されません。その結果、高度不妊治療となると治療費もかなり高額になります。また、自費診療では、病院が独自に料金を設定できるため、同じ治療を行った場合でも病院ごとで費用が異なります。

しかし、少子化対策の一環として国や地方自治体による助成制度もあるので、積極的に活用して、経済的負担を少しでもカバーしましょう。

不妊治療の費用の目安

人工授精　1～2万円

他にかかる費用

超音波検査・精液検査・排卵誘発剤・ホルモン検査代など

初回合計 **5～10万円**

体外受精（採卵～胚移植まで）　25～30万円

他にかかる費用

超音波検査・精液検査・排卵誘発剤・ホルモン検査・胚盤胞培養・余剰胚凍結代など

初回合計※ **30～60万円**

顕微授精（採卵～胚移植まで）　35～60万円

他にかかる費用

超音波検査・精液検査・排卵誘発剤・ホルモン検査・胚盤胞培養・アシステッドハッチング・余剰胚凍結代など

初回合計※ **40～80万円**

※体外受精や顕微授精では、初回で採卵、培養した受精卵や胚盤胞の余剰分を凍結保存し、2回目以降に融解して移植に使うことがあります。その場合、2回目以降は採卵や培養などの費用が省かれ、代わりに胚融解の費用が加算されることも。

病院によって治療費が異なる理由

自由診療の場合、治療費は独自に決められるため、医療設備や器具のレベル、スタッフの数や技術力などに応じた料金設定になります。また、同じ検査でも保険適用にするかどうかを病院で判断するので、合計額になると大きな差が出てくるのです。

公的助成金を活用しよう

特定不妊治療費助成制度

健康保険の対象外となる体外受精と顕微授精の費用を、厚生労働省と各地方自治体が協力して支援してくれる制度です。自治体ごとに申請方法や申請期限が異なるので、利用する際は事前に確認を。なかには既定の助成にプラスして、独自の助成を行っている自治体もあります。

助成金に年齢制限ができる!?

厚生労働省が、不妊治療に対する公費助成を42歳までとする年齢制限を2016年度に導入するとの制度見直し案を発表し、大きな議論を呼びました。高齢不妊者に対する差別ではという意見のほか、女性が若いうちに妊活に取り組む動機づけになるという肯定的な見解もあり、意見が分かれるところです。

対象治療法

体外受精及び顕微授精

助成の対象者

特定不妊治療以外の治療法によっては妊娠の見込みがないか、または極めて少ないと医師に診断された法律上の婚姻をしている夫婦。

給付の内容

1年度あたり1回15万円、2回までとし、通算5年支給

所得制限額

730万円
（夫婦合算の所得ベース）

指定医療施設

事業実施主体において医療機関を指定

その他の公的制度

医療費控除

１年間にかかった医療費が10万円を超えた場合に、確定申告をすると税金が戻ってくることがあります。薬局で払った薬代や病院までの交通費、タクシー代（場合による）なども医療費に含まれるので、すべての領収書をとっておきましょう。

高額療養費支給制度

病院や薬局で支払った保険診療での自己負担額が、一定額を超えた場合に、その超過分を国が支給する制度。年齢や所得に応じて支払う医療費の上限が定められ、いくつかの条件を満たしていれば、さらに負担が軽くなる仕組みもあります。

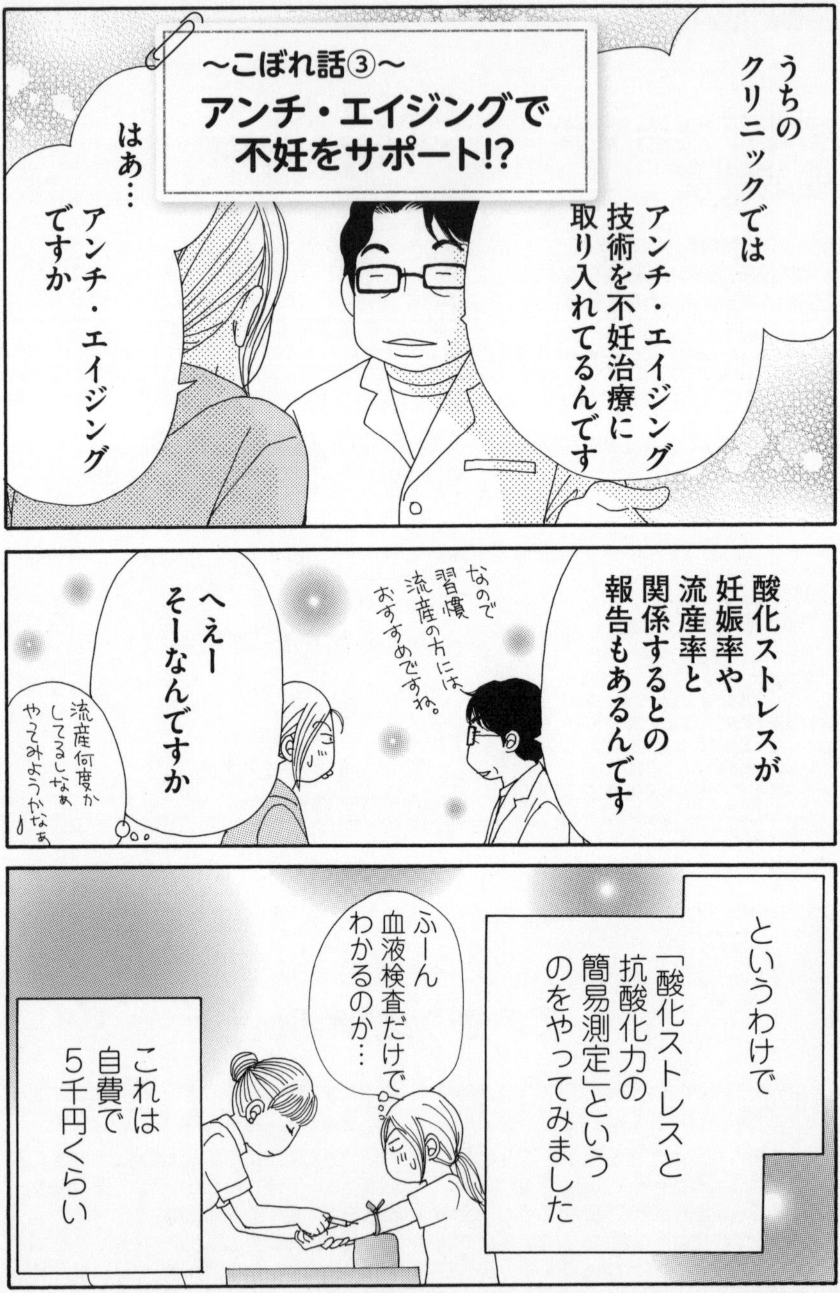
～こぼれ話③～
アンチ・エイジングで不妊をサポート!?
うちのクリニックではアンチ・エイジング技術を不妊治療に取り入れてるんです
はあ…アンチ・エイジングですか
酸化ストレスが妊娠率や流産率と関係するとの報告もあるんです
なので習慣流産の方にはおすすめですね。
へぇー そーなんですか
流産何度かしてるしなぁ やってみようかなぁ
というわけで「酸化ストレスと抗酸化力の簡易測定」というのをやってみました
ふーん 血液検査だけでわかるのか…
これは自費で5千円くらい

d-ROMテスト（酸化ストレス度測定）

	正 常	200～300 U.CARR
	ボーダーライン	301～320 U.CARR
○	軽度の酸化ストレス	321～340 U.CARR
	中程度の酸化ストレス	341～400 U.CARR
	強度の酸化ストレス	401～500 U.CARR
	かなり強度な酸化ストレス	501 U.CARR 以上

BAPテスト（抗酸化力測定）

	適値	2200 μmol/L以上
○	ボーダーライン	2000～2199
	抗酸化力がやや不足	1800～1999
	抗酸化力が不足	1600～1799
	抗酸化力がかなり不足	1400～1599
	抗酸化力が大幅に不足	1399 μmol

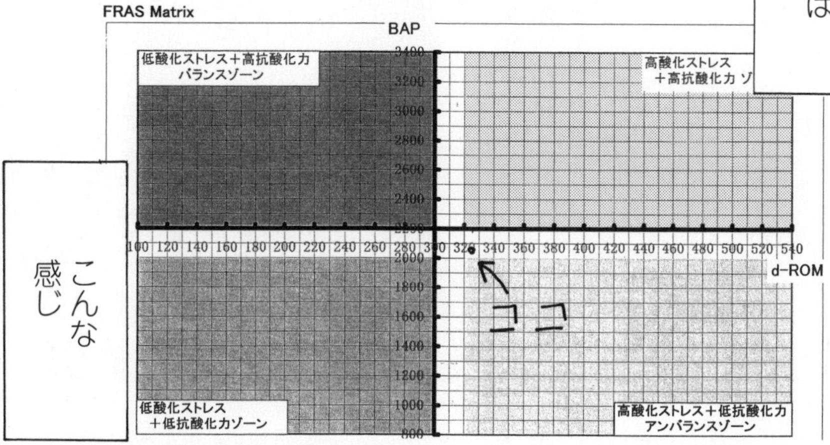

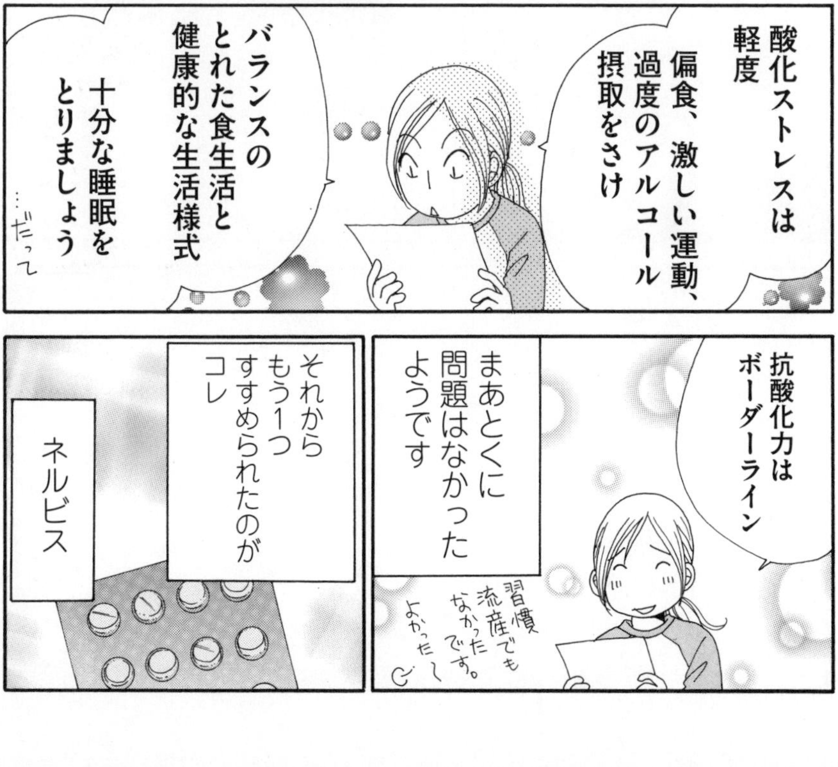
酸化ストレスは軽度
偏食、激しい運動、過度のアルコール摂取をさけ
バランスのとれた食生活と健康的な生活様式
十分な睡眠をとりましょう
…だって
抗酸化力はボーダーライン
まあとくに問題はなかったようです
習慣流産でもなかったです。
よかった～
それからもう1つすすめられたのがコレ
ネルビス

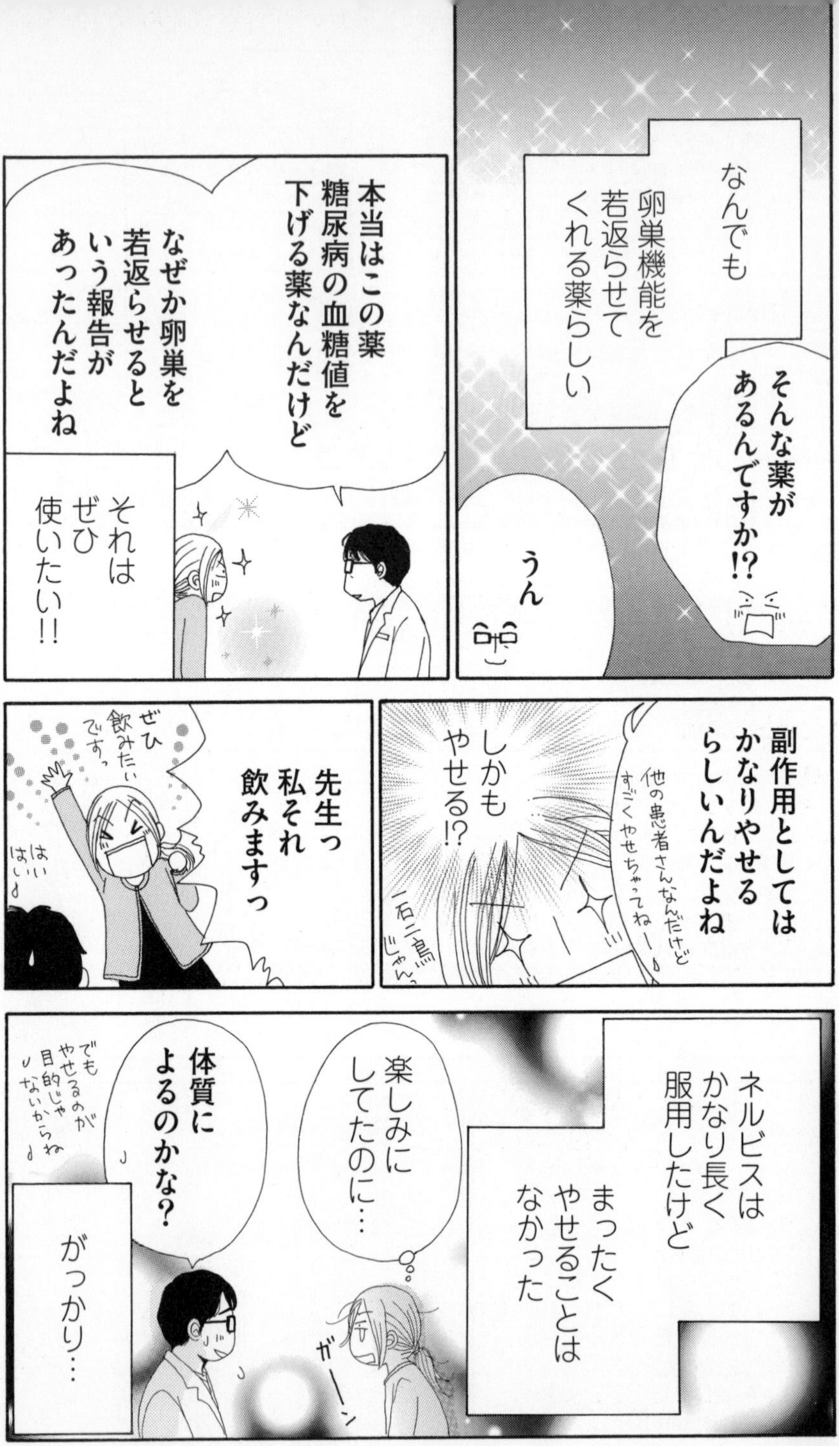
なんでも卵巣機能を若返らせてくれる薬らしい
そんな薬があるんですか!?
うん
本当はこの薬糖尿病の血糖値を下げる薬なんだけど なぜか卵巣を若返らせるという報告があったんだよね
それはぜひ使いたい!!
副作用としてはかなりやせるらしいんだよね
他の患者さんなんだけどすごくやせちゃってねー♪
しかもやせる!?
一石二鳥じゃんっ
先生っ私それ飲みますっ
ぜひ飲みたいですっ
はいはい♪
ネルビスはかなり長く服用したけど まったくやせることはなかった
楽しみにしてたのに…
体質によるのかな?
でもやせるのが目的じゃないからね♪
ガーーン
がっかり…

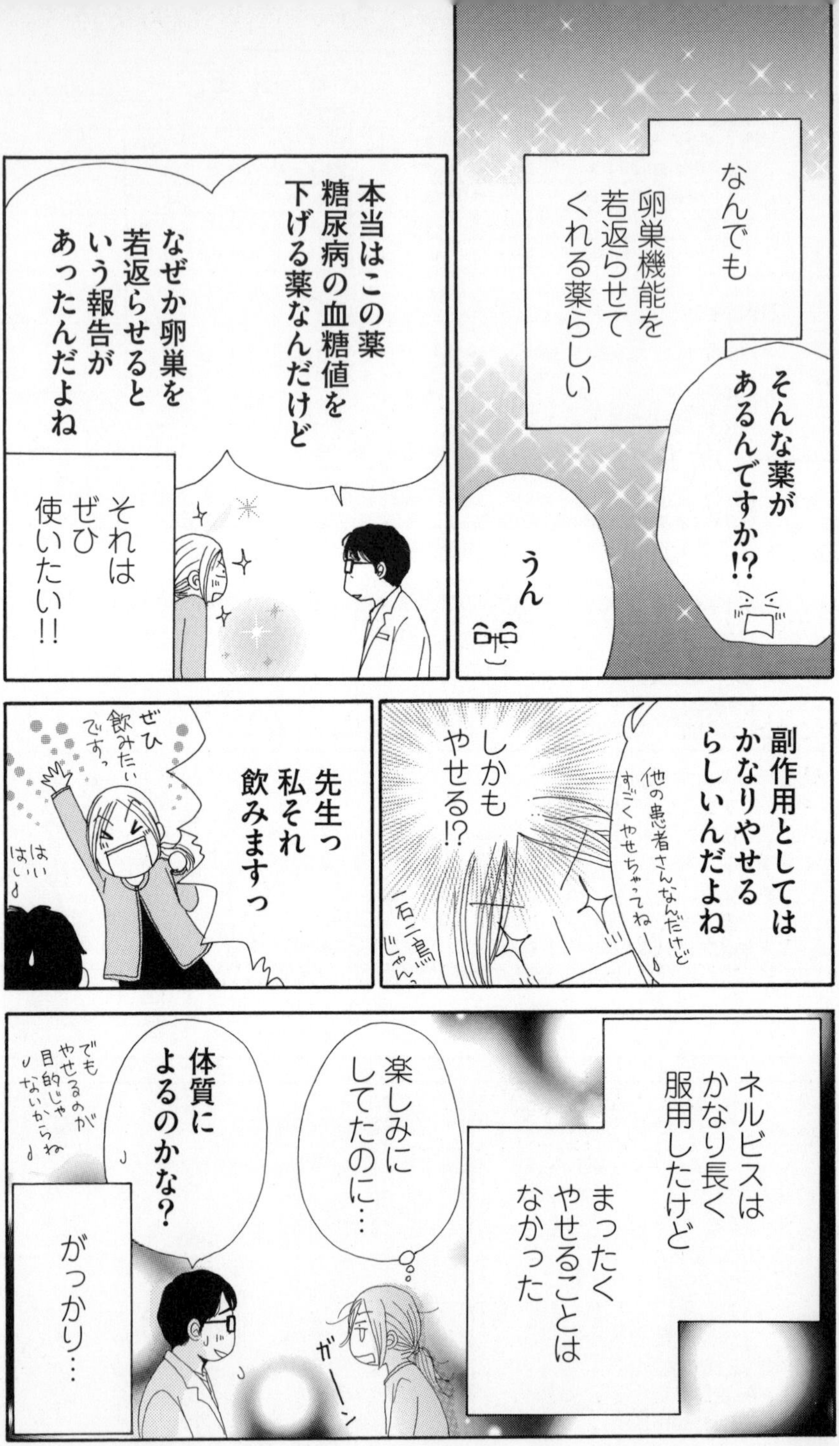

上級編

action 4

もっと知りたい! 不妊治療の本当のところ

不妊治療の技術は日進月歩。数年前とがらりと変わっていることもあり、治療経験者でも全容はわかりにくいもの。こうした不妊治療のリアルを、さまざまな角度から紹介します。

治療法はさらに進化中!

晩婚・晩産化で治療や出産の場に変化が

晩産化が進み、30代後半から40代での出産を希望する女性が増えています。また、結婚前からプレ妊活に励む未婚女性も少なくありません。こうした時代の変化に対応するように、不妊治療や出産の現場では、新たな治療法が登場しています。

これまではがん患者など一部に限られていた未婚女性の卵子凍結保存や、妊娠後、高齢妊娠で増える胎児の染色体異常がわかる診断法などが、大きな話題を呼んでいます。

未婚女性の卵子凍結保存が解禁!

日本生殖医学会が2013年、未婚女性が将来の妊娠に備えて卵子を凍結保存することを事実上容認するガイドライン案を公表しました。これまでは、がん治療で卵巣機能を失う患者などに限って行われていた、未婚女性の卵子凍結保存。一般女性でも可能になるということで、実施する医療機関には希望者が殺到しています。ただし、卵子を解凍後、必ず受精・妊娠できる保証はなく、高齢での妊娠や出産もさまざまなリスクをともないます。卵子を保存したことで安心してしまい、結婚や出産を先送りしないことも大切です。

妊娠後のニーズに応える新型出生前診断

血液検査だけで胎児の染色体異常の高精度な診断が行えるとされる新型出生前診断。従来のトリプルマーカーテストに比べて非常に高い精度を誇りますが、確定診断とはならず、陽性と診断された後は、羊水検査などで確定診断を行う場合も。しかし、流産などのリスクがなく手軽に行え、高齢妊婦を中心にニーズは高まっています。日本では2013年より、日本医学会の認定施設で診断がスタート。胎児の染色体異常判明を理由にした中絶を助長するといった危惧もあり、倫理的な討論は続いています。

治療経験者からビギナーまでの疑問を解決!

不妊治療に関するQ&A

Q1 30歳ならまだタイミング法を続けてもいい?

A 不妊原因がないかまずは検査しましょう

年齢的にはとくに問題がなくても、はっきりした不妊原因がみつかれば、適切な治療が必要です。子作りを始めて1～2年経っても妊娠しないときは、夫婦そろって病院で検査を。自己判断でタイミング法だけを続けて、大事な時間をムダにしないようにしましょう。

Q2 2人目がなかなか授かりません

A 年齢がネック、またはもともと不妊だったという可能性も

最初の子どもは自然に授かったのに、2人目をなかなか妊娠せず悩んでいる人は少なくありません。原因として考えられるのは、母親の年齢。例えば第1子を35歳で産んで、2年後から子作りを再開したとして37歳。そこから「不妊かも?」と、悩んでいる間にも、卵巣や子宮の老化はどんどん進んでいるのです。

もう1つの原因として、もともと不妊体質だったという可能性もあります。第1子は幸運なことにたまたま妊娠できたけれど、そのせいで自分の不妊体質に気づかないまま時間が過ぎてしまったということも考えられるのです。いずれにせよ早めに病院で検査を受け、適切な治療を受けましょう。

Q3 地方在住です。有名なクリニックに通わないとダメ?

A 医師との相性や通いやすさも不妊治療では重視しましょう

不妊外来のある病院やクリニックが限定される地方と比べて、東京などの大都市には、不妊治療を専門に扱うクリニックも多く、高い成功率で人気の施設も数多くあります。しかし、治療を続けるうえでは、医師との相性や通院のしやすさなども重要です。まずは通える場所にある病院の情報を集めて、信頼できそうなところで治療を始めてみては。何年も通っているのに結果が出ない場合は、治療実績の高いクリニックで診断を受けてみるのも1つの方法です。

Q4 希望する出産月に合わせて妊娠したい……

A 調整はできても、必ずその月に出産できるか保証はありません

「早生まれはかわいそう」「4月の保育園入園のタイミングで、仕事復帰したい」など、それぞれの理由で出産月の調整を希望する人もいます。治療の段階である程度コントロールすることは可能ですが、必ず妊娠する保証も、無事出産できる確証もありません。子どもを授かるというのは、とても神秘的なできごとです。まずは妊娠することを優先して治療に取り組むことをおすすめします。

Q5 仕事を続けながら治療することは可能?

A 治療と仕事の両立のカギは、医師を味方につけること!

今は仕事をしながら治療している人もたくさんいます。しかし、治療がステップアップするにつれて通院回数が増え、排卵のタイミングに合わせてスケジュールを組んでいくため、急に会社を休んだり、遅刻や早退をしたりすることも出てくるでしょう。自営業やフリーランスなら、ある程度仕事の調整ができることもありますが、会社員だと自分の都合で動くのは難しく、スケジュール調整だけでストレスになってしまう人も多いようです。

仕事と両立させるポイントは、上司や同僚の理解や協力を得ること。不妊治療をしていることを周囲に打ち明けにくい場合は、ほかの婦人科系疾患で通院・治療が必要だという診断書を、医師に書いてもらうという方法も。実際に、不妊治療をしている女性の大半が、子宮内膜のトラブルや排卵障害などなんらかの病気を持っているといわれます。うそをつくわけではないので、医師を味方につけて乗り切るのが良策です。

周囲にとって一番困るのは、理由もわからず突然休まれること。きちんとした説明をすることで、理解を得られるように努力してみましょう。

仕事を続けるメリット・デメリット

仕事と治療を両立することには、メリットとデメリットがあります。
治療を終了したあとの
ライフスタイルも念頭に置きながら判断していきましょう。

メリット

安定した収入が得られるので治療費に回すことができる

不妊治療はいつまで続くかわかりません。治療費を夫の収入だけでまかない続けるのは大変です。自分にも収入があることは、大きな安心材料になります。

仕事があることで、気持ちの切り替えができる

仕事中は不妊のことを忘れられる、治療で結果が出ず落ち込んでも、仕事に集中することで気持ちを切り替えられるという人もいます。

デメリット

通院などに制限ができ思うような治療ができない

周囲の理解が得られない、仕事の状況によってはスケジュール通りに通院するのが難しくなるなど、治療を最優先にできない場合もあります。

仕事内容や職場環境がストレスになってしまう

仕事が忙しく残業も多い、職場の人間関係が悪いなど、仕事で受けるストレスが、不妊を招く要因になっているケースも。

体、心、仕事の問題etc.

経験者が語る 妊活のリアル

Case 1

Sさん（40歳）

37歳で妊活スタート

徹底した冷え対策を行いタイミング法1年半で妊娠

結婚は35歳のとき。若い頃から生理不順で、妊娠は難しいだろうと思っていました。

　2年後、自分なりの努力をしてみようと、1年間と期間を決めてクリニックで治療を開始。当時は商社の営業職でしたが、新規の仕事を作るのを減らすなど、仕事のペースを少し落としました。通っていたクリニックが、朝にネット予約すればその日の受診が可能なうえ、診察時間を過ぎてもみてもらえたのも、助かりましたね。薬でホルモンや排卵リズムを整え、漢方薬も取り入れながら、タイミング法にトライ。夫も協力的でしたが、性生活が義務的になってしまったのは、申し訳なかったです。日常生活では、腹巻や足首ウォーマーを常に身に付け、冷えをブロック。カフェインも体を冷やすので、会社でも白湯《さゆ》を飲んでいました。

　1年では妊娠せず、もう1年延長を決めたところ、半年後に妊娠。無事に出産しました。

　私にとっての不妊治療は、若い頃からの不摂生のつけを払うような期間だったと思います。ただ、「妊娠できればラッキー」というスタンスで、自分にプレッシャーをかけなかったことが、よかったのかもしれません。

Case 2

Rさん（34歳）

33歳で妊活スタート

流産を機に意識に変化が。治療のステップアップも検討中

　結婚してすぐに子どもが欲しかったので、子宮頸がん検診を受けた近所のクリニックで、卵管造影などのチェックをして、そのままこの1年間でタイミング法を5回行っています。アパレルブランドの広報なので、出張や撮影、イベントなどが入ると、診察に行きたくても行けません。スケジュールがぎっしりで、ストレスいっぱいだったこ

とが不妊に影響したかも……。

1回妊娠しましたが、7週目で流産。これがきっかけで意識が変わり、冷えないように、ムリしないようになりました。

そろそろ人工授精へのステップアップも考えながら、赤ちゃんを待っているところです。

Case 3

Sさん（44歳）

41歳で妊活スタート

タイムリミットまで1年 納得のできる治療をするつもり

この3年間に、治療実績の高い都内の不妊専門クリニック5カ所で治療を受けています。45歳までというリミットをつけているので、気になるクリニックは納得いくまで回るつもりです。これまでに体外受精1回、顕微授精12回、着床後の流産1回。

出版社で編集をしているのですが、男性が多い職場なので治療をカミングアウトしておらず、採卵や胚移植のための半休の言い訳が苦しいですね。また、知人から投げられた「欲しいと思えば、いくらでもできるよ」「子どものいない人はダメだね」といった心ない言葉に傷つき、泣いたこともあります。

でも、好きなことをやってきて、39歳と遅い結婚をしたのは自分。最近は、子どものいない生活も考えるようになりました。はり治療やスポーツジムに通うなど、できることは最大限にやっているので、不妊治療への後悔はないと思います。

Case 4

Mさん（44歳）

40歳で妊活スタート

2人目不妊で 治療を先延ばしに。 40歳からのスタートで ギリギリ間に合った！

ずっと2人目が欲しかったのですが、仕事に追われているうちに40歳になっていました。助産師をしている友人から「38歳を過ぎるとガクンと妊娠力が下がるよ」と言われ、ようやく治療を始めることに。

クリニックでは、年齢的にすぐに体外受精をすすめられましたが、1人目がいるのでそこまでの治療はしないと決断。排卵誘発剤とホルモン剤を使いながら、タイミング法を3回行い、結果が出なかったので人工授精に進みました。そして、幸いなことに、1回目で妊娠し、女の子を出産しました。

上の子の世話もあり、生活習慣でとくに何か気をつけるといった余裕もなく、排卵誘発の注射や早朝の病院予約など大変なことも多かったです。けれど、治療を始めると「なにがなんでも欲しい！」という生物的な欲望に目覚めてしまい、自分でも不思議でしたね。ただ、年齢的なこともあり、夫と相談して「42歳までに産めること」というリミットを作って、覚悟して挑みました。

これから治療を考える方には、ためらわず、まずはお医者さんに相談してみるなど、早めのスタートをすすめたいです。

column 5

一般的な不妊治療以外で子どもを授かるための選択

体外受精や顕微授精でも妊娠しなかった場合、治療を卒業する以外の選択肢はあるのでしょうか？

女性が高年齢、または病気などで排卵がないなどの原因であれば卵子提供、子宮に問題があって妊娠が望めない場合は代理母出産という方法をとるケースもあります。しかし、日本ではいずれも法による整備がなく、倫理的な観点からも国内で治療を受けることが困難な状況が続いています。一般の不妊治療では子どもが授かれず、卵子提供や代理母出産を希望する夫婦の多くが、海外に渡ってこうした治療を行っているのが現状です。

一方、男性の精子が採取できない場合は、第三者の提供した精子を使う非配偶者間人工授精という方法を選ぶ場合があります。卵子提供より歴史は古く、日本産科婦人科学会による規定もありますが、国内で治療を受けられる施設の数はまだ多くありません。

ケース別選択肢と問題点

AID（非配偶者間人工授精）

無精子症などで夫の精子がまったく採取できない場合に、第三者の提供した精子を使って人工授精を行う方法です。1997年に日本産科婦人科学会が「非配偶者間人工授精」に関するガイドラインを提示。営利目的で行わない、提供者の氏名を知ることも、提供者自身がどの夫婦に自分の精子が使われたかを知ることもできないなどの規定があります。AIDで生まれた子どもは、民法上では夫の子とみなされますが、遺伝的には夫の子どもではないなど、卵子提供や代理母出産と同様に、倫理的な課題は残ります。

代理母出産

病気で子宮を失った、先天的に子宮がないといった理由から、第三者の子宮を借りて妊娠・出産させる方法。日本では、内閣府の特別の機関である日本学術会議が原則禁止の提言を行ったこともあり、海外で代理母に依頼するケースが大半です。しかし、法整備がないためさまざまなトラブルも起きています。夫婦の卵子と精子を使った場合、遺伝的には夫婦の子どもですが、日本の法律では出産した女性の子どもとされるなど、問題点は多く残されています。

卵子提供

女性の高齢不妊などが原因で、第三者の卵子提供を受け、夫の精子と体外受精後に妻の子宮に受精卵を戻す方法。日本産科婦人科学会は、夫婦以外の卵子を使っての体外受精を認めていないため、ほとんどの夫婦が海外で卵子提供を受け、日本で出産しています。提供を受ける女性の年齢が高いため、結果的に高齢妊娠、高齢出産になるケースが多く、卵子提供による出産の７割で、高齢妊婦がなりやすい妊娠高血圧症候群など母子への重い健康影響があったという厚生労働省の調査もあり、リスクの高さが指摘されています。

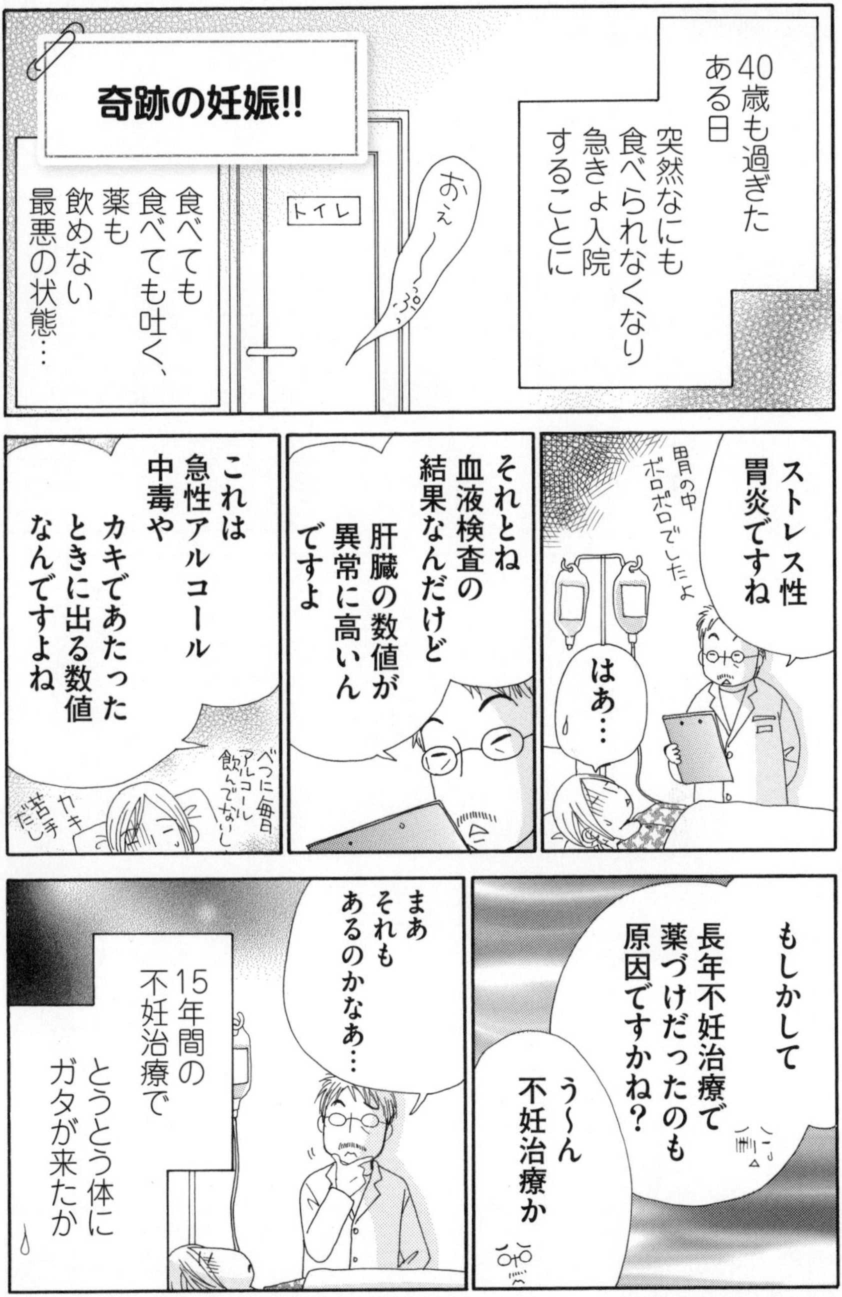
奇跡の妊娠!!
40歳も過ぎたある日
突然なにも食べられなくなり急きょ入院することに
おぇ〜〜ぷ
食べても食べても吐く、薬も飲めない最悪の状態…
ストレス性胃炎ですね
胃の中ボロボロでしたよ
はあ…
それとね血液検査の結果なんだけど
肝臓の数値が異常に高いんですよ
これは急性アルコール中毒や
カキであたったときに出る数値なんですよね
べつに毎日アルコール飲んでないし
カキ苦手だし
もしかして長年不妊治療で薬づけだったのも原因ですかね?
う〜ん不妊治療か
まあそれもあるのかなあ…
15年間の不妊治療で
とうとう体にガタが来たか

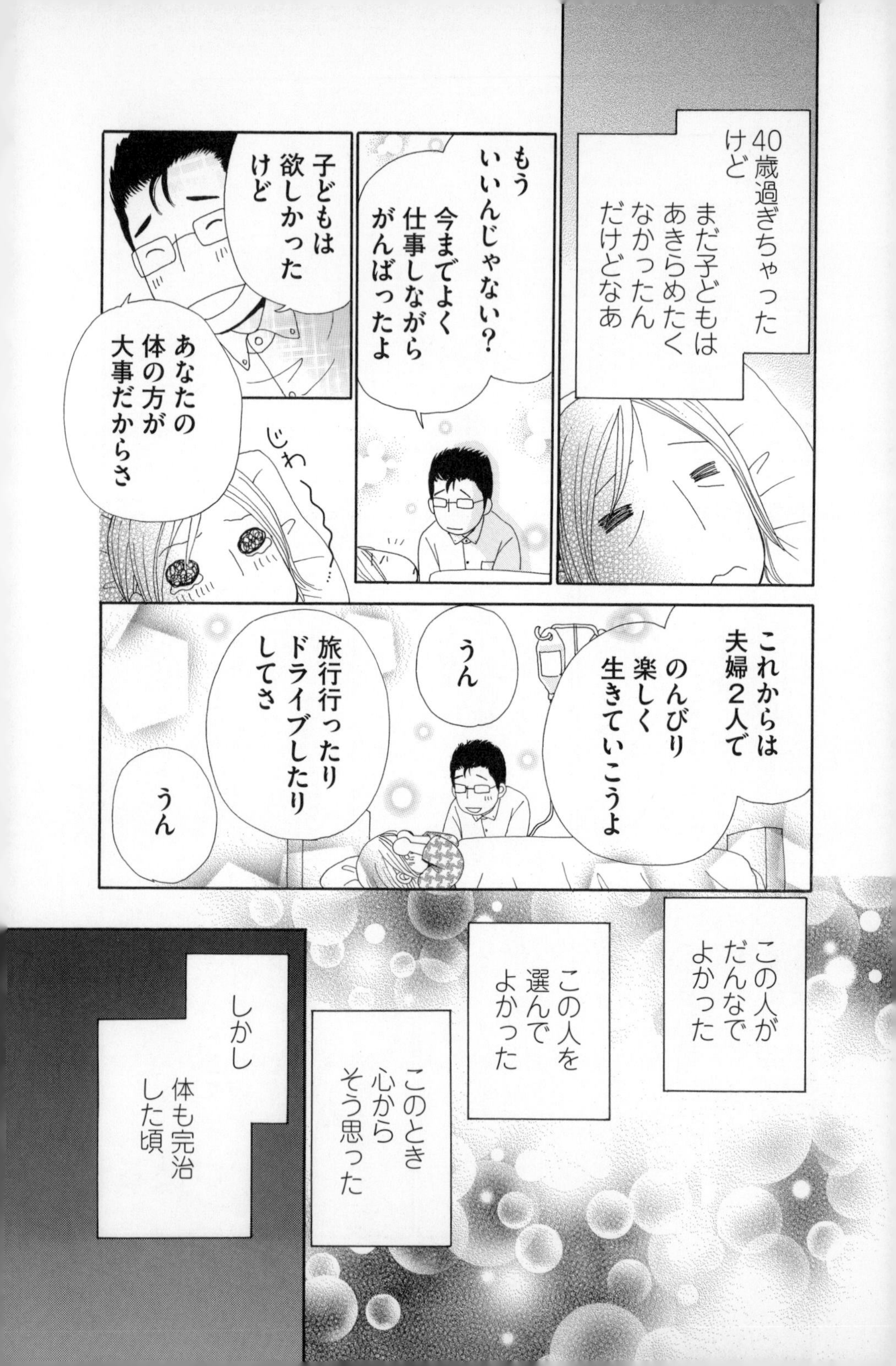

40歳過ぎちゃったけど
まだ子どもはあきらめたくなかったんだけどなあ
もういいんじゃない？今までよく仕事しながらがんばったよ
子どもは欲しかったけど
あなたの体の方が大事だからさ
じわ〜
これから夫婦2人でのんびり楽しく生きていこうよ
うん
旅行行ったりドライブしたりしてさ
うん
この人がだんなでよかった
この人を選んでよかった
このとき心からそう思った
しかし
体も完治した頃

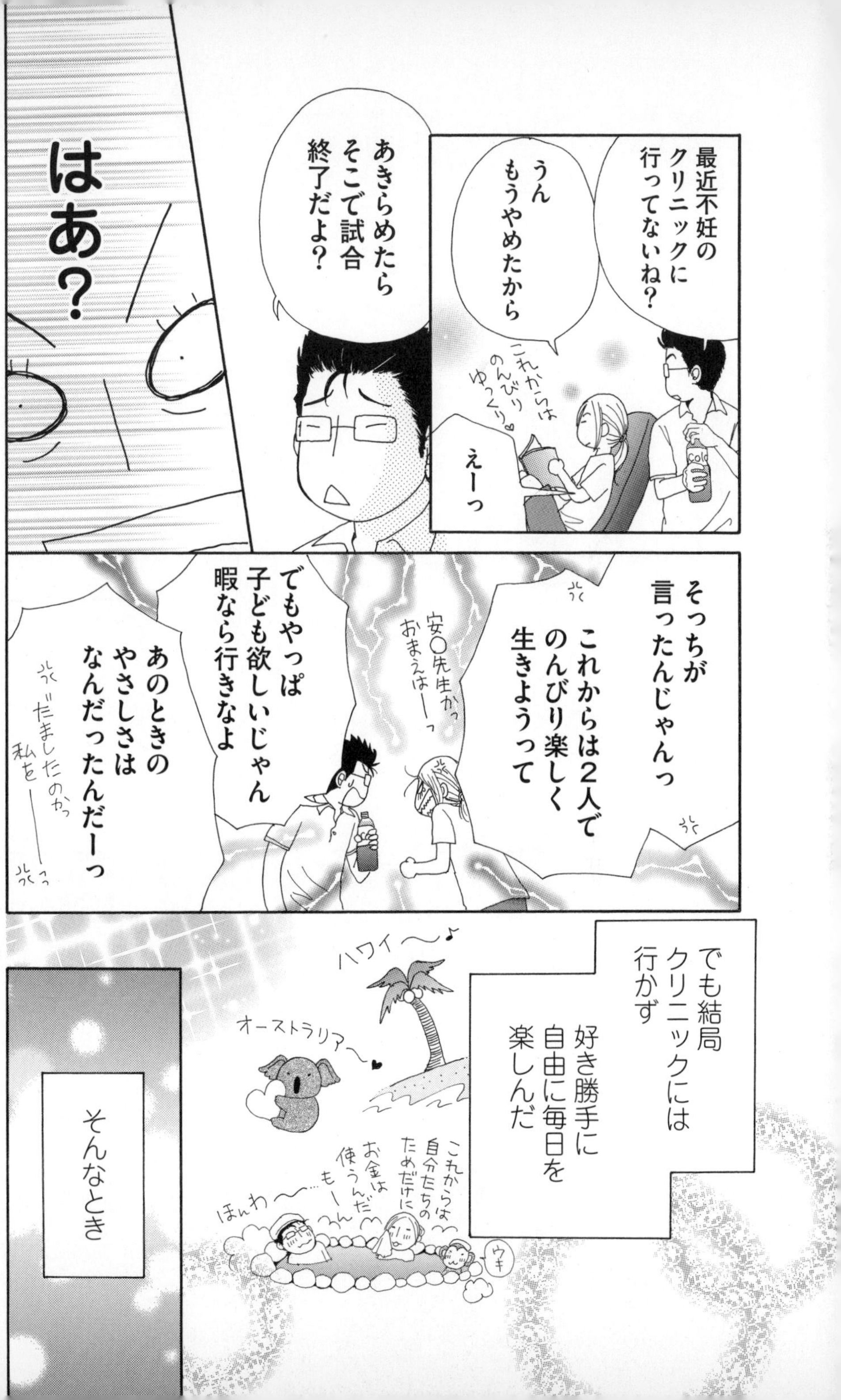

最近不妊のクリニックに行ってないね？
うん もうやめたから
これからはのんびりゆっくり♡
えーっ
あきらめたらそこで試合終了だよ？
はあ？
そっちが言ったんじゃんっ
これからは2人でのんびり楽しく生きようって
安○先生かっおまえはーっ
でもやっぱ子ども欲しいじゃん暇なら行きなよ
あのときのやさしさはなんだったたんだーっ
だましたのかっ私をーーっ
でも結局クリニックには行かず
好き勝手に自由に毎日を楽しんだ
ハワイ〜♪
オーストラリア〜♥
これからは自分たちのためだけにお金は使うんだもーん
ほんわ〜…
ウキ
そんなとき

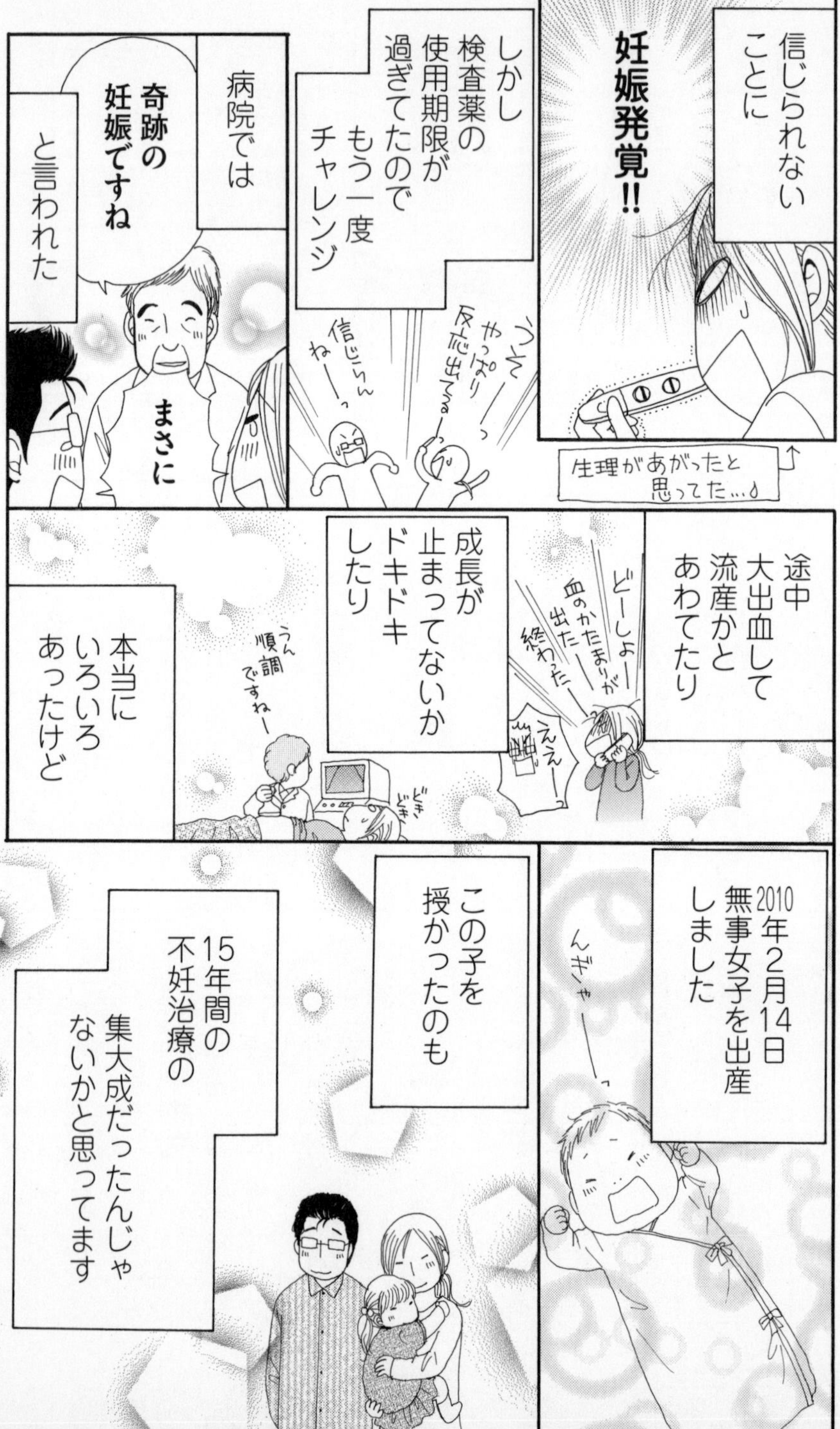
信じられないことに
妊娠発覚!!
生理があがったと思ってた…♪
しかし検査薬の使用期限が過ぎてたのでもう一度チャレンジ
うそ
やっぱり反応出てる——っ
信じらんねー—っ
病院では
奇跡の妊娠ですね
まさに
と言われた
途中大出血して流産かとあわてたり
どーしよー
血のかたまりが出たー
終わったー
ええー—っ
成長が止まってないかドキドキしたり
うん 順調ですねー
どきどき
本当にいろいろあったけど
2010年2月14日無事女子を出産しました
んぎゃー—っ
この子を授かったのも
15年間の不妊治療の集大成だったんじゃないかと思ってます

不妊治療でよく使う**専門用語集**

治療法の略称や、用いられることの多い薬、排卵や妊娠に関わる
ホルモンの名前など、知っておきたい専門用語を簡単に説明しています。

〈 治療編 〉

AIH	人工授精のこと→（P.94）
カウフマン療法	生理不順や無月経の人にホルモン剤を投与して、正常な排卵周期と同じホルモン環境を作る治療法。
ICSI	顕微授精のこと→（P.112）
IVF	体外受精のこと→（P.110）

IVF-ET	体外受精・胚移植。分割した受精卵（胚）を子宮内に移植するまでを指す→（P.111）
IVM-IVF	未熟卵子体外培養体外受精法。卵胞が成熟してしまう前の成長過程で採卵し、卵子を体外で成熟させてから、体外受精（または顕微授精）を行う方法。多嚢胞性卵巣症候群などで、排卵誘発を行うと卵巣過剰刺激症候群（OHSS）になる危険性がある人などに用いられる。

〈 薬編 〉

クロミフェン（クロミッド、セロフェン）	排卵誘発剤。経口薬。
GnRH アゴニスト（スプレキュア、ナサニール）	視床下部に作用し、脳下垂体ホルモンの分泌を抑制する点鼻薬。体外受精や顕微授精の際、採卵予定日より前に排卵してしまうのを抑えるために使用する。
GnRH アンタゴニスト	脳下垂体から分泌される LH と FSH を抑制する皮下注射薬。GnRH アゴニストと同様に体外受精などの排卵調節で使う。GnRH アゴニストよりも持続時間が長く、効果も現れやすいなどの特徴がある。
黄体ホルモン（デュファストン、ルトラール）	黄体ホルモン（プロゲステロン）を補う経口薬。黄体機能不全や無月経などの治療に使われ、子宮内膜を厚く、着床しやすい状態にする働きも。
hCG注射	排卵誘発剤。注射後、約 24 ～ 36 時間後に排卵が起きるので、人工授精や体外受精を行う日の前々日に投与されることが多い。また、黄体機能不全などで黄体ホルモンの補充としても使われる。
hMG製剤（ヒュメゴン、パーゴナルなど）	卵巣内の卵胞の発育を促す卵胞刺激ホルモン剤。クロミッドよりも強い排卵誘発力があり、人工授精、体外受精などで使われる。注射で投与。

〈 ホルモン編 〉

エストロゲン（卵胞ホルモン）	卵巣から分泌される女性ホルモン。卵胞を成熟させ、子宮内膜を増殖して排卵を促す。
LH	黄体化ホルモン。排卵直前になると脳下垂体から急激に大量分泌され（この現象が LH サージ）、約 24 ～ 36 時間後に排卵が起きる。病院でのタイミング法では、LH サージと卵胞の大きさ、子宮内膜の厚さなどから排卵を予測。LH の代用として人工授精や体外受精などの治療で使われるのが hCG 注射。
hCG	絨《じゅう》毛《もう》性《せい》性《せい》腺《せん》刺《し》激《げき》ホルモン（ヒト絨毛性ゴナドトロピン）。妊娠検査薬で陽性を示す際の指標となる成分。卵胞ホルモンや黄体ホルモンの分泌を促す作用がある。
FSH	卵胞刺激ホルモン。月経開始頃より脳下垂体から分泌され、卵巣を刺激して卵胞を成熟させる。
プロゲステロン（黄体ホルモン）	卵巣から分泌される女性ホルモン。排卵後の卵胞が黄体化すると分泌され、子宮内膜を厚くして受精卵が着床しやすい状態にする。
プロラクチン	出産後の授乳期に脳下垂体から分泌されるホルモン。出産していないのにプロラクチンの値が高くなる症状が「高プロラクチン血症」で、生理不順や排卵障害を起こしやすくなるため、薬を使って治療を行う。

あらい きよこ
1984年『ちゃお』にてデビュー。
1998年『エンジェルリップ』で第44回小学館漫画賞児童部門受賞。
現在『姉系プチコミック』にて子育てエッセイコミック「お腹の中でかくれんぼ」連載中。
代表作『Dr.リンにきいてみて!』『ビューティーポップ』(すべて小学館)

妊娠したいすべての人へ
妊カツ!

2013年11月18日　初版第1刷発行

著者　あらいきよこ

発行者　伊藤礼子
発行所　株式会社　小学館
〒101-8001　東京都千代田区一ツ橋2-3-1
電話/編集 03-3230-5446　販売 03-5281-3555

印刷所　萩原印刷株式会社
製本所　株式会社若林製本工場

監修/原　利夫(はらメディカルクリニック院長)
装丁/新上ヒロシ+原口恵理(NARTI;S)
本文デザイン/GRACE.inc(山下知子　大高早智)
構成/田所佐月

ISBN978-4-09-388307-8

※本書の内容は2013年10月現在のものです。
造本には十分注意しておりますが、印刷、製本など製造上の不備がございましたら
「制作局コールセンター」(フリーダイヤル　0120-336-340)にご連絡ください。
(電話受付は、土・日・祝休日を除く9:30~17:30)

校閲/小学館クリエイティブ　制作/鈴木敦子　直居裕子　星一枝
販売/中山智子　宣伝/内藤尚美　編集/片山土布